感恩所有的遇见
释怀所有的遗憾

你不可不知的墨菲定律

做自己的心理医生

②

墨 羽◎著

中国致公出版社

图书在版编目（CIP）数据

做自己的心理医生.2，你不可不知的墨菲定律／墨
羽著. -- 北京：中国致公出版社，2023.8

ISBN 978-7-5145-2139-9

Ⅰ.①做… Ⅱ.①墨… Ⅲ.①心理保健-通俗读物
Ⅳ.①R161.1-49

中国国家版本馆 CIP 数据核字（2023）第 119119 号

做自己的心理医生.2，你不可不知的墨菲定律

ZUO ZIJI DE XINLI YISHENG. 2，NI BUKE BUZHI DE MOFEI DINGLV

出　　版	中国致公出版社	
	（北京市朝阳区八里庄西里 100 号住邦 2000 大厦 1 号楼西区 21 层）	
发　　行	中国致公出版社 （010-66121708 ）	
责任编辑	王福振	
策划编辑	张俊杰	
责任校对	魏志军	
装帧设计	司　俊	
责任印制	李小刚	
印　　刷	三河市宏顺兴印刷有限公司	
版　　次	2023 年 9 月第 1 版	
印　　次	2023 年 9 月第 1 次印刷	
开　　本	710mm×1000mm　1/16	
印　　张	15	
字　　数	210 千字	
书　　号	ISBN 978-7-5145-2139-9	
定　　价	58.00 元	

令人哭笑不得的墨菲定律

约会时，越不想被熟人看见，越可能会遇到熟人；

看球赛时，最精彩的瞬间往往出现在你出去买啤酒的空当；

和许久不见的朋友见面，时间总是很短，不知不觉就要分别；

等在厕所外边时，哪怕只是一分钟也觉得无比漫长；

常常一洗完车，紧接着就会下雨；

越着急的时候，越会有接踵而至的各种麻烦事；

对股票涨幅越是期待，结果往往越会跌得很惨；

投资时越想赚一大笔，越是会亏得血本无归。

为什么事情总是与我们的意愿背道而驰呢？为什么总是会有这么多事与愿违的情况呢？为什么生活里总是会有这些令人哭笑不得、啼笑皆非的事情呢？

墨菲定律是20世纪西方文化中最杰出的三大发现之一，由于它多以诸如"女人像游艇，要定期维护和关注，花费很高""男人像公共汽车，下一班迟早会来"等有趣的形式显现，所以一经发现，就迅速赢得大众的广泛关注。

尽管我们总是在极力避免犯错，但事实上这是根本无法避免的。所谓"人非圣贤孰能无过？"即便是非常优秀、聪慧的人，也无法避免出错，错误是这个世界的一部分，也是每个人生命的一部分。

当你以为情况不会更糟糕的时候，事实上它真的会更糟；

你觉得已经丝毫不在乎初恋了，事实上很可能你当天就会梦到他（她）；

电脑存文件还挺可靠，可是它却把你最重要的文件弄丢了；

我们总是盲目相信自己的记忆，可"记忆"常常是不可靠，甚至子虚乌有；

逛街时，越不想花钱的人，到最后往往是花得最多的那个。

你还在被这些日常"琐事"所困扰吗？墨菲定律虽然不让人喜欢，甚至从第一天被发现起，就一直让人们心神不宁、哭笑不得，但它渗透到了生活、工作的各个方面，我们对此避无可避。

世界很大，人心很复杂，身处其中的我们，对很多事情都习以为常：为了升职加薪而没有止境地加班，结果高升的往往是不加班的同事；为了省钱专门等到"双十一"打折的时候买东西，结果往往是刷爆了所有卡，不仅没省钱，反倒把储蓄也花掉了；为了尽早"脱单"而不断相亲、相亲、再相亲，可结果不仅没能找到另一半，反倒连对婚姻的美好期待也失去了……

不要再"习以为常"地做傻事了，尽管我们对这些现象见怪不怪，可是你真的了解事件的本质和真相吗？你确定自己的选择和做法是正确的吗？

我们需要一些理论来指导自己的行动，需要一些"警示"来防止自己误入歧途，我们还需要一些规律来推演命运的发展和未来的方向。

墨菲定律无处不在，弱者会在事与愿违中渐渐认命，在最初的"哭笑不得"之后，渐渐变得麻木不仁；而强者则不然，他们懂得如何借助墨菲定律纠正自己的偏差，调整自己的对策和位置，往往工作会更顺利，生活会更幸福。

毫不夸张地说，人人都爱"面子"，尤其是中国人，即便是打肿脸也一定要充胖子。在公众社交场合，每个人都认为自己很重要，时刻担心别人对自己的看法：穿衣打扮是不是土气，说话行事是不是得体，鞋子是不是干净，配饰是不是显得有档次——但事实上，你不是宇宙的中心，很多人可能连你的名字都没记住。

本书从职场、社交、谈判、决策、管理、经营、财富、投资、友谊、爱情、教育、消费、健康、生活等多个方面，诙谐有趣地揭示了墨菲定律，并立足于帮助广大读者有效地避开工作和生活中"见怪不怪"的无形陷阱，从而更高效地工作，更幸福地生活。

目录
CONTENTS

　　头发不整齐，穿着不得体，上班迟到了，有句话没说好……
很多时候，我们都在担心别人怎样看自己，实际上你真的没有自
以为的那么重要。当你为了穿着纠结别人怎么看的时候，其实根
本没几个人会真的关注你穿了什么。

第六章

如果一件事情已经很糟糕，那么千万不要乐观地以为"不可能更坏"了，事实上它真的会变得更糟，命运就是这么顽皮：当你以为已经到达了最西边，接下来只能往东时，它常常会带着你继续朝西走。

第七章

小时候，时间过得很慢，我们总有那么多时间玩耍；长大后，时间过得很快，我们还没来得及喘口气，一年就过去了……究竟哪一个才是真实的呢？

中　篇

墨菲法则：只有与错误共生，才能更好地迎接成功 ········

第八章

职场智慧：越想发火的时候，越要微笑 ················

在职场上，生气发火永远解决不了问题，如果你不想惹怒老板，如果你不想得罪同事，如果你不想丢掉客户，那么越是愤怒的时候，越要微笑。

第九章

高效智慧：你希望快一点，结果往往会更慢 ···············

所谓"欲速则不达"，你越想快速解决的事情，结果往往会更慢。高效率并非想想就能做到，如果你想更快，那就不要去关注效率本身，积极面对问题才是正确的解决之道。

第十章
社交智慧：你喜欢对方，对方就会喜欢你 ·········· 96

人与人之间的关系很奇妙，你讨厌对方，哪怕一句话也没说，甚至连眉头也没皱，对方还是会感觉到。所以，如果你想让对方喜欢你，那就先喜欢对方吧！

第十一章
谈判智慧：沉默才是说服对方的最好武器 ·········· 105

我们往往以为只有不停地说话才能完成一场出色的谈判，事实上恰恰相反，说得越多往往暴露得越多，真正的谈判高手都懂得如何更好地运用"沉默"。

第十四章

经营智慧：一加一也可以大于二

一个不善经营的人，可以让一加一小于二，而一个精通经营的人，则可以让一加一大于二，如何才能让团队、组织发挥更大能量呢？

第十五章

财富智慧：小气点才能变得更富裕

晒奢侈品、晒豪宅、晒豪车……似乎富人们都在过着挥金如土的生活，可是真的是这样吗？事实上大手大脚花钱并不能让你变富，小气点才有更多变富的可能。

第十六章

投资智慧：人对损失的关注常常大过收益 ·················· 148

赚 1000 元给人带来的快乐如果是 5 分，那么亏损 1000 元给人带来的痛苦则会远远超过 5 分，达到 8 分、10 分，甚至更多。

下　篇

第十七章

人人都喜欢和优秀的人交朋友，不过如果你超级完美，那么交朋友就会变得困难，有时候一个无伤大雅的小缺点往往会令你更受欢迎。

第十八章

　　你爱他，他却不爱你；两个人明明非常相爱，可最后还是不能在一起……爱情的世界里，为什么一切都这么不讲道理、不论逻辑呢？

第十九章

　　望子成龙、望女成凤，这本是一种对孩子的美好期盼，但这种期盼到了孩子眼里却常常会变成束缚与枷锁，孩子的家庭教育真的需要你多用点心。

第二十章

消费：为什么人们往往只买贵的，不买对的 ……………… 190

　　买东西当然是越贵越好啊！绝大多数人认为，贵有贵的道理，贵一定有它贵的理由，不过事实上并不一定。花大价钱买的也许质量不咋地，便宜买的也未必没有好东西，所以与其买最贵的不如买最对的。

第二十一章

健康：疾病大多突如其来，康复往往旷日持久 ………… 200

　　疾病总是突如其来，而康复却总是旷日持久，相信每个人都有这样的感受，这是上天和我们开的玩笑吗？

第二十二章

生活：只要你愿意，总有一件事可以逗笑你 ……………… 208

　　明天真的不一定会比今天好，愁眉苦脸是一天，开心大笑也是一天，那么为什么不开心点呢？只要你愿意，每天都会有事情可以逗笑你。

上 篇

墨 菲 悖 论

别担心旁人怎么看你，因为他们也在这么想

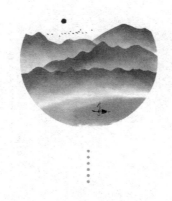

第一章

你 以 为 自 己 很 重 要 ， 事 实 上 并 非 如 此

> 头发不整齐，穿着不得体，上班迟到了，有句话没说好……很多时候，我们都在担心别人怎样看自己，实际上你真的没有自以为的那么重要。当你为了穿着纠结别人怎么看的时候，其实根本没几个人会真的关注你穿了什么。

1. 越平凡的人，越容易把自己当回事

冰心曾说过："墙角的花，当你孤芳自赏时，天地便小了。井底的蛙，当你自我欢唱时，视野便窄了。"一个真正成熟的人，他的胸怀就像大海一样博大。我们每个人都喜欢被关注，而且越平凡的人，越容易把自己当回事。

有时候，我们太在意别人对自己的看法，并为了给别人留下好印象而刻意地表现自己；有时候，我们太在意别人的观点，总希望借助他人来改变自己；有时候，我们总想发表一点个人的观点，而当真正地陈述了看法

后，却往往因和大多数人的意见不同而备受冷落，并因此伤感不已。从墨菲定律的视角看，不管你的资质、能力如何，对于一个集体或整个社会而言，你只是平凡而微小的一个个体。如果在某方面取得一点成绩，便以为自己有多么重要，受损的一定是自己。

一次，俄国文学泰斗托尔斯泰在长途旅行时路过一个车站，他想到车站去看看，便独自一人到了月台。

这时，一列客车将要开动。忽然，一位女士从列车车窗冲着托尔斯泰大声喊："老头儿！老头儿！快替我到候车室把我的手提包取来。"原来，这位女士把衣着朴素的托尔斯泰当成了车站的搬运工。当托尔斯泰把从候车室拿来的提包递给女士时，女士非常感激，并递给他一枚硬币当小费。托尔斯泰接过硬币，瞧了瞧，装进了口袋。

恰巧，女士身边的一个旅客认出了这个"搬运工"，就大声对女士说："太太，您竟然把小费赏给了列夫·托尔斯泰！"女士听到后，顿时惊慌得手足无措。她急忙向托尔斯泰解释："托尔斯泰先生！看在上帝的面儿上，请别计较！请把硬币还给我吧，我怎么能给您小费！"

没想到，托尔斯泰平静地说："太太，您不用这样，您又没做坏事！这小费是我挣来的，我得收下。"

此时，列车缓缓开动，带走了那位惶恐的女士。托尔斯泰微笑着目送列车远去，又继续他的旅行了。

托尔斯泰虽然很有名，又出身贵族，却有一颗平常心，这是一种多么磊落而豁达的情怀呀！然而，现实中，那些真正平凡的人却有一颗争强好胜的心，他们想做生活的强者，渴望得到别人的关注与尊重。有的人甚至自觉高人一等，在与人交往时，表现出居高临下、盛气凌人的气势。

殊不知，人都有自尊心，要想获得别人的尊重，首先得尊重别人。越是平凡的人，越渴望得到别人的尊重。很多时候，我们待人的态度往往决定了别人对待自己的态度——就像一个人站在镜子前，你微笑，镜子里的人也微笑；你皱眉，镜子里的人也皱眉；你对着镜子大喊大叫，镜子里的人也冲你大喊大叫。所以，要想获取他人的好感和尊重，就别把自己太当回事，要先学会尊重他人。

要做到不把自己太当回事，就要拥有一颗平常心，拥有"归零"的心态，能够承认自己的平凡，能够时时刻刻提醒自己：我其实很普通。这并非妄自菲薄，也并非对自己能力的否定，更非对自我的贬低。恰恰相反，这是对自己正确客观的认识，会使自己更容易得到众人的认可和赞赏。

2. 焦点效应：你并没有你以为的那么重要

焦点效应，也叫作社会焦点效应，是人们高估周围人对自己外表和行为关注度的一种表现。它意味着人们往往会把自己看作一切的中心，至少是不希望自己被别人看低，往往会不自觉地高估别人对自己的注意程度。从另外一个角度来讲，焦点效应反映了人们内心的一种普遍的、希望得到别人关注的需求。

比如，同学聚会一起看集体合影时，每个人都能在第一时间找到自己，并且会很注意自己在照片里的形象；在与亲朋好友聊天时，几乎所有人都会有意无意、自然而然地把话题转移到自己身上来；在各种社交场合，几乎所有人都会想方设法博取别人的关注，甚至想成为全场的焦点……其实，很多时候，我们并没有自己以为的那么重要，我们也并不是什么必不可少的人物。

美国著名指挥家、作曲家沃尔特·达姆罗施 20 多岁就当上了乐队指挥。那时，他年轻得志，有些目中无人，甚至忘乎所以。他认为自己的才华无人能比，自己指挥的位子无人可替。

有一天，正要开始排练时，达姆罗施才发现自己把指挥棒落在家里了。当他准备派人去取时，他的秘书很轻松地说了一句："没关系，向乐队其他人借一下就行了。"秘书的话把达姆罗施搞糊涂了，他不明白，谁还会带指挥棒。尽管有些不解，但他还是随口向乐队成员问了一句："你们谁能借我一根指挥棒？"

没想到，话音刚落，只见大提琴手、首席小提琴手和钢琴手分别从上衣内袋里掏出了一根指挥棒。眼前晃动的 3 根指挥棒顿时使达姆罗施清醒过来。原来，自己并不是什么必不可少的人物。原来，很多人一直都在暗暗努力，时刻准备取代自己。

从那以后，每当达姆罗施思想松懈、准备偷懒时，就会马上想到 3 根指挥棒在他眼前晃动的场景，这让他再也不敢飘飘然，不敢停下前进的步伐。

别把自己看得太重要，更不要自作多情地认为凡事有自己才行，无己就不成。那样只能让自己活得很累，而且会带来很多烦恼。当你把自己当成全世界，以为每个人都要围着你转的时候，你顶多算个地球仪。当然，也别把别人看得太重要，当你把别人当成全世界的时候，你在别人眼里可能只是一粒尘土。

泰戈尔曾经说过一句话："天使之所以会飞，是因为她们把自己看得很轻。"同样，一个人只有把他自己看得很轻，才能更真切地触摸到生命的真实。

这个世界上，每个人都有自身的价值。我们要摆正自己的位子，正确地认识自我，不矫揉、不造作，保持适当的低姿态。值得注意的是，这绝不是懦弱和畏缩，而是一种聪明的处世之道，是人生的大智慧、大境界。

同时，我们还可以利用每个人"想让自己成为焦点"的心理，来拉近交际双方的心理距离，提升交际能力和交际效率，从而避免不必要的矛盾与麻烦。这不仅需要大家学会洞察人们在不同场合里的"焦点心理"，甚至还需要尝试着去满足他人的"焦点心理"，让别人多做焦点。

3. 发现别人的缺点容易，发现自己的却很难

"金无足赤，人无完人。"每个人都有这样或那样的缺点。然而，人们总是很容易发现别人的缺点，却很难发现自己的缺点。其实，并不是发现自己的缺点很难，而是很多人不愿去发现，甚至不愿去正视。

有句话说得好，人往往看不见离眼睛最近的地方，比如睫毛，比如自

己的缺点……这不是眼神的问题，而是视角的问题。人们常常想用发现别人的缺点来表现自己，但他们用这种方式表明的只是他们的无能。

人如果只看到别人的缺点，就会产生一种优越的心理，获得一种良好的自我感觉。如果经常用自己的优点去比较别人的缺点，就会越比越盲目；更严重的是，会让我们不知道自己和他人的真实距离。

12岁时，小艾获选为学校的童子军。童子军里层级分明，代表着不同的荣誉。有一个叫作"霹雳火箭队"的特殊单位，其成员都是经过一关一关的考验，由童子军队友、童子军老师和童子军助教精挑细选出来的。凡是学校的童子军，没有一个人不想得到这样的殊荣。

在小艾看来，能够成为"霹雳火箭队"的一分子，就代表"你是最棒的!"，连走起路来也会虎虎生风。很不幸的是，在那年童子军的最后一次会议中，小艾并没有入选第二年的"霹雳火箭队"，而他最好的几个朋友却都榜上有名。

这件事对小艾的打击很大。他气冲冲地跑回家，向爸爸埋怨童子军小队的评审不公。他说，自己没有被选入"霹雳火箭队"是因为他默默无闻、不求表现。而那些被选进去的团员都好大喜功、热衷表现。他甚至觉得这个世界根本没有公平可言。

直到他发泄完了，心情平静了，爸爸才不紧不慢地说道："他们没有选择你，也许是他们的损失。如果你参加乐队，在街上进行演出时，每个人的步伐都是'左右左'，而你却是'右左右'，你怎么判定一定是他们踩错了呢?"

听了爸爸的话后，小艾恍然大悟。从此以后，更加努力地去锻炼和提升自己。

功夫不负有心人。下一年，他终于顺利地进入了他梦寐以求的"霹雳火箭队"。

不难看出，不管我们是否谦虚，很多时候，评价他人的前提是"我是完美参照物"。所以大多数人只看得到自己的优点，而不肯正视自己的任何缺点。

也许是每个人的心里存在的"我对你错"的潜意识，促使他把别人的过失如同用放大镜观察一样，看得十分巨大。在把别人看得一无是处的时候，把别人评价得一文不值的时候，我们是否反思过自己身上有没有过同样的过失？

一个人越聪明、越善良，他看到别人身上的美德越多；而一个人越愚蠢、越恶毒，他看到别人身上的缺点也越多。能给别人台阶，自己也会有台阶；能给别人面子，自己也会有面子。那么，如何做一个既聪明、又善良的人呢？

（1）正确认识与看待自己。

一个人，往往很容易发现别人的缺点，却很难发现自己的缺点。有时候，不是没有发现，你只是不愿承认，却总以"我认为……""我觉得……"这些显示自己个性的话语掩盖自己的缺点，这是很可悲的。

"不识庐山真面目，只缘身在此山中。"我们要以人为镜，正确地认识自己，摆正自己的位置，既不盲目自大，也不妄自菲薄。这样就可以有所进步，最终缩小自己和他人的差距了。

（2）责人先责己，防患于未然。

人总是能看到别人的短处而忽略自己的短处，因而责人之时多，责己之时少。这也很容易引发许多的失误、埋怨、猜疑与争执。别忘了，当你用一根手指指着别人时，三根手指正在指着自己。

孔子教导我们要"吾日三省吾身"。因为只有经常反思，找出自身问题所在，才能重新认识自己，不断地完善自己，提高自己的修养，从而避免矛盾、猜疑、争执，甚至危险事件的发生。

4. 自我宽恕定律：我们总是很轻易就原谅自己

生活中，处处可见这样的埋怨：孩子对父母说："要不是你们当初非要给我报这个破专业，我至于到现在还找不到心仪的工作吗？"父亲对母亲说："要不是你从小这么惯着他，他能动不动就离家出走，变成现在这个样子吗？"女孩对男朋友说："要不是你这么没本事，我至于天天挤地铁、穿廉价衣服吗？"……

人性有个根深蒂固的特点，就是容易发现别人的缺点和错误，而对自己的不足和错误，要么视而不见，要么把责任推给他人。即便看到自己的错误、缺点，也总是可以轻易地原谅。

现实生活中，很多纷争都是由我们不肯承认自己的错误，却非得让对方承认错误而引起的。殊不知，这种长期的自我宽恕，很容易成为自我放纵，进而造成严重的后果。

有一位要远行的小沙弥，出门没走多远，就被一位身材魁梧的男人撞了个趔趄，不仅被撞得鼻青脸肿，还被旁边的树枝划破了手掌。男人怕小沙弥赖上他，就先开口埋怨："你没长眼睛啊？"

没想到，小沙弥既没有说话，也没有怪罪男人，只是笑了笑。男人面有愧色地问道："我撞了你，你就一点都不生气？"

小沙弥平静地说："生气有什么用呢？生气又不能让身上的疼痛减轻半分，只能激化心中的怨气。如果我对你恶言相向，或动用武力，即便打赢了你，也会种下恶缘，到头来输掉的还是我自己呀。"他甚至还为男人开脱道："若是我选择走别的路，或是早出来或晚出来一分钟，都会避免相撞。"

男人听了小沙弥的话，惭愧地连忙道歉，还记下了小沙弥的联系方式。

几个月后的一天，小沙弥突然收到男人寄来的 2000 元钱和一封感谢信。

原来，男人只顾事业而冷落了娇妻，结果造成家人不和、后院失火。在得知妻子出轨后，他顿时怒火中烧、报复心起，冲进厨房拿起菜刀，想将妻子杀掉。但就在他举起菜刀的一刹那，突然想起了小沙弥的那一段话。心想，事情已经发生了，杀了对方反而会让事态更糟。

于是，他放下菜刀，开始反思自己的不足之处：自己忙于事业，冷落了妻子，这一切明明是自己造成的，怎么可以怨恨妻子呢？

此后，他不管事业多忙，都要抽出时间陪妻子，两个人感情越来越好，生活越来越幸福。

男人很感谢小沙弥让他学会了用宽恕的心态处理人际冲突，从而拥有了美满的家庭。为了表示谢意，他特地寄了那 2000 元钱和那封感谢信。

很轻易地就原谅自己，是人的一种天性，是人性趋乐避苦、趋利避害的本质使然。在人们的心中，认为犯了错就要接受惩罚，为了避免惩罚就会先把责任推给对方，或者干脆不承认。如果说自我保护是人类的天性，自恋是人类的秉性，那么人类就应该像事例中的男人那样，在后天多培养宽容和体谅他人的能力。

《菜根谭》里说："人之过误宜恕，而在己则可不恕；己之困辱宜忍，而在人则不可忍。""责人者，原无过于有过之中，则情平；责己者，求有过于无过之内，则德进。"意思就是说，对待自己要严苛，对待别人要宽容。对自己过于放纵、宽恕，只能让自己的惰性越来越大，错误越来越多；而对别人过于苛责，只能给自己徒增麻烦和烦恼，让自己越来越不招人喜欢。

"以责人之心责己，以恕己之心恕人。"这不仅需要自我反省的态度，还需要挑战自尊的勇气，更需要不断地叩击灵魂，把自己放在不同的环境中，与人与事参照，经常分析鉴别，从思想深处切切实实把看人与省己结合起来。只有这样，才能突破自我宽恕定律，在人际交往中完善自我，达到化隔阂为理解，化矛盾为情谊，变错误为机遇，变不足为优势的目的。

5. 晕轮效应：别戴有色眼镜看世界

晕轮效应又称光环效应，最早由美国著名心理学家爱德华·桑戴克于 20 世纪 20 年代提出。它是指某人或某事的突出特征给人们留下了特别深刻的印象，就像光环一样向周围扩散，让人们不自觉地戴着有色眼镜去判断，而忽视了其他的品质和特点的现象。

心理学家认为，这种效应是由知觉者的情感引起的、对他人的一种主观倾向。由于我们在知觉他人时有一种情感效应,这就使我们对他人的评价容易出现偏差。当某人或某物被我们赋予了一个肯定的、令我们喜欢的特征之后,就会产生积极肯定的晕轮,认为有关此人此事的一切都是好的。反之,如果某人或某物存在某些不良的特征,就会产生消极否定的晕轮,他的一切都会被认为是坏的。正所谓"一好百好,一恶百恶"。

张亚楠是小学五年级的班主任,某个周一的第一节课正好是她的数学课,而在这节课上,他们班的一个平常拖拉、散漫,经常迟到、完不成作业的学生李亮又迟到了。身为班主任的她看见李亮就来气,先是没好气地训斥了他一番,然后让他把星期天的作业交上来,并在心里想他肯定又没做,接下来得好好教训教训他。

果不其然,李亮又说把作业落在家里了。张亚楠想这个孩子肯定又在撒谎,就得理不饶人地坚持让他的家人送作业本来。李亮很不情愿地给他妈妈打了个电话。大约一个多小时后,李亮的妈妈来到学校,告诉张老师,李亮的爸爸出车祸了,而自己在医院照顾丈夫就忽略了孩子。她一边拿出李亮的作业本,一边问张老师,这孩子是不是又犯错了?

张亚楠接过作业本,诧异地发现,李亮这一次的作业做得很认真,尽管有些题做错了,但书写得比以往好多了。她为自己的武断感到非常歉疚。

由此可见,晕轮效应会导致人们在平时的工作和生活中,戴着有色眼镜去看待别人。如果我们在处理问题时,不做调查研究,不分青红皂白,仅凭主观印象就武断地去判断,就会给他人造成很大的心理伤害——挫败他们的积极性,让他们更加自卑。因此我们要摘掉有色眼镜,而且不能因为一个人某方面的不理想的表现而忽视了他的优势;也不能因为一个人某方面优秀的表现而忽视了他的劣势,甚至丑恶的一面。

那么,如何摆脱晕轮效应的困扰呢?

(1)避免"以貌取人"。

人的长相或体形是与生俱来的。长相甜美、帅气的人,并不一定是聪明和善良的;外貌丑陋的人,由于内心的自卑反射,使他更加努力地充实内在，反而会被人敬重。你如果只是看了对方一眼便草率地表示："我总觉得那个人很讨厌！"那只能说明你是个戴着有色眼镜看世界的人。

俄国著名诗人普希金娶了"莫斯科第一美人"娜坦丽娅，却被弄得债台高筑，甚至为了她与别人决斗，牺牲了生命。诸葛亮的妻子黄氏虽丑，但诸葛亮在才学、治国方略上还常向她请教。

（2）淡化"第一印象"。

人们总是以他们对某一个人的第一印象为背景框架，去理解他们后来获得的有关此人的信息。但最初印象对于后面获得的信息的判断有明显的定向作用，往往会造成错误的结果。

苏联学者博达列夫曾做过一个有趣的实验：在课堂上，他向两批学生出示同一张照片，告诉第一批学生，这是一个物理学家，曾荣获过诺贝尔物理学奖；告诉另一批学生，这是一名罪犯，因抢劫而入狱。然后，他要求学生根据这个人的形象描述他可能具有的性格。结果，第一批学生的评价几乎全是赞美的，而第二批都是贬义的。

（3）防止"爱屋及乌"。

"爱屋及乌"比喻爱一个人时，连带着爱与他有关系的一切事物。比如，恋爱时，因为看上了小伙子的帅气，就感觉他的一切都是好的；喜欢姑娘的温柔，就感觉她无可挑剔。在职场上，如果一个人积极肯干，其他人就会忽略他的一些缺点；反之，则抓着缺点不放……

这些只见优点不见缺点或只见缺点不见优点的错误倾向，都是晕轮效应在作怪。要想避免以偏概全的认知偏差，就别戴有色眼镜看世界。

6. 其实，你完全没必要担心别人怎么看你

每个人都希望被别人看得起，在别人眼里举足轻重，有一定的分量和地位。为此，我们奋发图强、努力拼搏，一心想搞出点名堂，并时时刻刻维护、完善着自己的形象。

也许是因为我们太在意别人的看法，以致对别人无意的冷落或忽视而

耿耿于怀，为别人一个不经意的眼神或一句随随便便的玩笑而大伤脑筋，甚至拿自己和他人比较来比较去……

很多时候，我们对自己的认识主要来自他人的评价和回馈。而这种过度担心别人怎么看的心理，却成为我们生活和工作的负担与障碍。

张勇刚应聘到一家外企人力资源部做助理。可上班第二天，就遇到了一个尴尬的问题。急忙冲进电梯的他，发现后面站着昨天刚见过的公司副总，即人力资源部的主管。他开始犹豫是否要回过头打招呼，但是他怕别人觉得自己太巴结，就没说话，当没看见一样。

没想到，他后来给副总的秘书送报告时，副总碰巧也从办公室里出来了，也像没看见他一样。张勇开始后悔电梯里的行为，心想副总一定是嫌自己在电梯里没跟他打招呼。

没过多久，上司带着张勇一起陪副总和客户吃饭。张勇很想借这个机会与副总搞好关系。但是整个过程中，他几乎没有任何表现，仅仅在内心进行了无数次的挣扎……

在去酒店的途中，上司开始和副总说公司的事情。张勇心想，公司的事情，我这个新人不好插嘴，就一直保持沉默。中间副总咳嗽了一阵，他很想趁机问问，副总您生病了吗？但是这个念头刚一出，他就立刻想到了"谄媚"这个词。倒是他的上司开口了：最近身体不好？副总叹了口气说，老毛病，一到秋天就犯。

下了车，张勇发现副总手上提着一个大电脑包，臂弯上还有一件风衣，就想，我是否应该帮他拿包和风衣呢？可又转念一想，如果我那样做了，不就成了跟班的？就在他犹豫的时候，副总已经走到了酒店里边。

吃饭的时候，张勇更是不知所措了。他觉得自己地位低，在这种场面上应该保持沉默。与对方公司交流、谈业务这种事情，他似乎也不知道从何说起。后来，主管要他表现一下新人的风范，去给对方的副总敬杯酒。他立刻说自己不会喝酒，敬果汁可以吗？轻松的气氛一下子又没了……

人最大的弱点，就是太看重别人的看法和反应，使自己顾虑重重，最终将本来挺简单的事情搞砸。不难看出，张勇的犹豫不决就是太在乎他人的看法所导致的。比如，同事们的、主管副总的，而且社会道德也深深影响着他。最终导致他所做的，并不是他自己真正想要的。

因此，一个人如果想主宰自己的人生，就必须坚定自己的信念，而且，完全没必要担心别人怎么看你。到底该如何不被别人的看法所左右呢？

（1）要为自己确立目标。

确立目标既是人生成功的需要，也是激发人的潜力、最大化地创造价值的需要。有了目标，你就会想方设法为达到目标而努力，就不会为目标以外的事情所烦恼。

（2）发挥自己的长处。

人是在战胜自卑、建立自信的过程中成长的。人各有所长，各有所短。我们在做事的时候，一定要注意发挥自己的长处，避免自己的短处。

（3）不要轻易放弃。

信心是在不断的努力、不断的进步中逐步建立的，所以凡是自己认为应该做而且已经着手做了的事情，就不要轻言放弃。

（4）学会自我激励。

人的信念是一种内在的东西，需要由你自己把握和证实。所以，在树立信念的过程中，一定要学会自我激励。要有勇气面对别人的讥讽和嘲笑。德国人力资源开发专家斯普林格在他所著的《激励的神话》一书中写道："强烈的自我激励是成功的先决条件。"所以，学会自我激励，就具有了主宰自我的意志与能力。

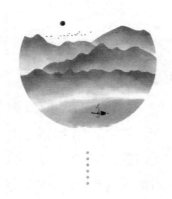

第二章

为 梦 想 而 忙 ， 往 往 也 会 因 忙 碌 而 丢 掉 梦 想

> 年轻时，我们为了梦想流汗、流血、流泪，为了梦想没日没夜地忙碌，可忙着忙着就忘记了为什么而忙，忘记了自己当初的梦想。

1. 马斯洛理论：人是一种有梦想的动物

马斯洛需求层次理论，也被称为"基本需求层次理论"，是行为科学的理论之一，由美国心理学家亚伯拉罕·马斯洛于 1943 年在论文《人类激励理论》中提出。该理论将需求分为五种，像阶梯一样从低到高，按层次逐级递升，分别为：生理上的需求、安全上的需求、情感和归属的需求、尊重的需求、自我实现的需求。

其中，自我实现的需求是最高层次的需要。它是指实现个人理想、抱负，发挥个人的能力到最大程度。达到自我实现境界的人，接受自己也接受他人，解决问题能力增强，自觉性提高，善于独立处事，要求不受打扰地独处，完成与自己的能力相称的事情。

马斯洛认为，人是一种有梦想的动物，只有干能胜任且感兴趣的工作，才会感受到最大的快乐。

陈一凡是学金融的，因为爱好设计，进了某私企的企划部。刚工作不久，就接手了一个情人节网站广告设计项目，客户要求设计一个非常有创意的网页，期限为 5 天。

由于陈一凡和其他几个同事都不懂网页设计技术，所以经理在出差之前，给他们推荐了一位做网页的技术外援。可当他跟对方联系时，人家也到外地出差了。在这种情况下，陈一凡要么选择放弃，要么迎难而上。

陈一凡开始分析利弊：选择前者，会失去很好的表现机会，晋升的梦想也可能泡汤；选择后者，虽然困难重重，但若成功了，就会大大提升自己在经理心中的地位。一直梦想做出成绩的他，思忖再三，最终还是选择了后者。

他想，如果再找别人设计，还要花费一定的时间和对方沟通，而整个项目只有 5 天，亲自动手更容易完成任务。毕竟自己对这次活动的主旨比较了解，而且在大学期间也学过 Visual FoxPro、Visual Basic 等计算机课程。于是，陈一凡买了两本关于网页制作方面的书，便一头扎进了办公室，开始了为期 4 天废寝忘食的学习、制作。

到了第 5 天，经理出差回来时，陈一凡交上了自己精心设计的网页。经理看后非常满意，就顺口问他，是那个外援的杰作吗？陈一凡便把事情的始末原原本本地告诉了经理。经理听后，立刻对他竖起了大拇指，直夸他是个有梦想、有前途的年轻人。

梦想是对未来的一种期望、一种追求，是奋进的动力源。世界上最幸福的事情就是追求梦想，实现梦想。

其实，每个人都有自己的梦想，梦想是我们迈向成功的第一步，它奠定了未来生活的方向。那么我们该如何实现自己的梦想呢？

（1）客观地认识自己。

认识自己是实现梦想的第一步，把自己的能力综合在一起并合理规划的梦想，才有可能实现；超出能力范围的，那是空想。

（2）规划实现梦想的步骤。

应为梦想设定不同阶段的目标，朝着既定的目标一个一个地实现。

（3）下定决心，坚持不懈。

这个世界上，没有什么比一个人决心达到目标更有力量了。然而，大多数人在确定目标时缺少决心，致使他们在努力了一段时间后，仍看不到自己想要的结果就放弃了。而那些下定决心的人，大多能够以惊人的毅力坚持得足够久，从而实现了他们的梦想。

（4）面对失败，要学会不断总结。

在追求梦想的过程中，不要害怕失败，要学会把失败当成反馈，然后不断学习，不断改变策略，不断总结经验教训，从而实现想要的结果。

2. 没有超人之想，怎么会有超人之举

生活中，大人都喜欢问小孩长大后想做什么。这是一个关于梦想的问题，更是测试志向的问题。如果小孩回答以后想做国家主席、科学家或富豪，大人会觉得这孩子异想天开，回答得不切实际。

殊不知，只有敢于梦想，才能有惊人之举。有这样一句话：思想有多远，你就能走多远。其中的道理很简单——先要敢想，才能做大事。换而言之，先有超人之想，才有超人之举。

这不是空想，而是一种自信，是一种勇敢。那些敢于为自己设计远大理想的人不胜枚举。比如，从一个才人最终登上皇位成为一代女皇的武则天；从小就有"为中华之崛起而读书"的周恩来总理；敢于把握机会，因签署《解放黑奴宣言》而名扬天下的美国总统林肯等。

生活中，每个人都想成功，但很多人都缺少这种自信和勇气。敢想敢干是在成功者的评语中出现频率最高的词汇之一，没有想法就不会有作为。人生就好比一个梦工厂，没有大胆的想象，就难有惊人的举动。人生从来不容许懦夫成功。那些取得成功的人，与你没什么两样，如果说有区别，

那就是他们想了你不敢想的事，做了你不敢做的事。

约翰·戈达德是 20 世纪著名的探险家，他的传奇经历源于一幅他认为值得实践的世界地图。据说，在约翰 8 岁生日那天，疼爱他的爷爷送给了他一幅被翻得卷了边的世界地图，这幅地图不仅使他找到了灵魂的归宿，也成为他一生中最宝贵的财富。

15 岁时，少年约翰·戈达德写了一本用于自勉的书——《一生的志愿》。他的超人之想令人叹为观止：要到尼罗河、亚马孙河与刚果河探险；驾驭骆驼、野马、大象与鸵鸟；读完柏拉图、亚里士多德与莎士比亚的所有著作；写一本书，谱一首乐曲；为非洲的孩子们筹集一百万美元的捐款；拥有一项发明专利……这本书包含了约翰的 127 项目标，让人看得热血沸腾，跃跃欲试。

但若真要说到实践，人们却望而止步，直呼不可能！而约翰·戈达德却与常人不同，他决心把少年时的宏愿当作一生的誓言，并坚定不移地去一一践行。

随着这本书的出版，约翰·戈达德也开始了把梦想变成现实的漫长旅途。尼罗河、乞力马扎罗山……这些梦想的图卷一次次在他脚下展开。

40 年后，年老的约翰·戈达德已经完成了《一生的志愿》中的 106 个愿望。这本《一生的志愿》也便成了他"一生的成就"。

美国著名女作家海伦·凯勒说："人生要不大胆地冒险，便会一无所获。"古今中外，那些能成就一番大事业的人，无不敢于冒险，喜欢挑战。在树立人生目标时，他们往往有超人之想，并以超人之举，沿着目标笃定前行。

"有志者，立长志；无志者，常立志。"意思是说，那些有志向的人，对自己未来的事业走向、发展方向比较清晰；而且一旦树立远大志向，就会凭着顽强的信念，百折不挠的精神，持之以恒地坚持下去，直至达成目标。而那些无志者，虽然经常给自己设定愿望和目标，却没有坚定信念的支撑，遇到困难就动摇，经常改变自己设定的目标，最终难以成就一番事业。

那么，一个既敢于有超人之想，又能做出超人之举的有志者具备哪些特质呢？

（1）树立远大目标，始终怀有希望。

很多艺术家们长达几年地专攻一幅画作、一本小说或一部戏剧，他们过着完全没有保障的生活，常常陷入贫困，但他们对这一切都可以置之不理，只为使自己的梦想成真而义无反顾。如果问他们付出这么多艰辛值得吗？他们会回答说必要的话，还将一直这么做下去。一个人丰富的内心世界和梦想在他人眼里也许会显得很"古怪"，但是这恰恰是一个人真正拥有的财富。

（2）历尽磨难，仍要坚持挑战。

面对困难不退却、不逃跑。没有人能够平步青云，真正使成功者超群绝伦的，是他们坚定不移地向前迈进的决心，而且不论道路如何曲折。

（3）敢想，敢为，没有什么不可能。

没有超人之想，怎么会有超人之举？只要你敢想，就有可能成功，如果你连想都不敢想，那今生肯定与成功无缘。

3. 你是否因忙于生计而放弃梦想

当我们还是孩子的时候，都有过疯狂的主意和想法。大人们经常会问起"你长大后想干什么呀？"这时，你肯定不会说"我想做一份稳定的工作，我想在一家全球 500 强的公司里当总经理"，或者"我想在政府部门里找个铁饭碗"。而是会说，我想当军人、科学家、音乐家、舞蹈家之类让你兴奋、感兴趣的事情，更不会考虑能从中获取多少财富。

然而，长大后的我们每天疲于奔命地穿梭在钢筋水泥的城市中，忙于生计、忙于晋升、忙于还房贷……失去了原有的热情、动力、愿望，以及守住梦想的力量。为什么金钱支配甚至扼杀了我们的热情？为什么一份稳定的收入就禁锢了我们的梦想，让我们最终放弃了自己热爱的事情？因为人们在享受每月稳定工作收入的诱惑时，却忽视了一个真相——追求自己的梦想永远不会太迟。

"我没有时间，我有家庭，我还要还房贷，等我有了足够的钱后我会去做的……"这些都是借口。人们为什么宁愿日复一日地做那些重复枯燥的事情，也不愿再去追逐曾经的梦想呢？因为他们害怕失败，还给自己编织了一个谎言：有些东西永远不属于你。这就等于默认了丢掉梦想也没什么。

李佳在一次策划活动中认识了张先生，两人互生好感，便饶有兴趣地聊了起来。

"你是做什么的？"李佳问张先生。

"哦，我给自己干，我有一个软件公司。"张先生答道。

李佳说："真的吗！真令人羡慕！我在×××公司工作，但我一直有个梦想，就是去做动画设计，做独立职业人。可我现在陷入了这个错误的行业中。"

张先生说："你还年轻，仍然可以去追求自己的梦想，不是吗？"

李佳说："你不知道，人一旦有了家庭，很难再去干其他的事情了。"

张先生告诉他："如果你真的想实现梦想，应该报个动画设计培训班，或者在家里自学。只要下定决心去做，就一定能实现。"

但李佳说："嗨，这太难了，有了家庭和全职工作，没有时间。"

张先生再次建议道："你也许可以考虑几周或几个月的脱产培训，或者干脆辞职。"

没想到，李佳面带不满地说："你疯了吗？那我的收入从哪里来？"

张先生无奈地摇摇头，转身离开了。

由此可见，并不是每个人都愿意把全部的时间投入到实现梦想的过程中。

冰心说："成功的花，人们只惊羡她现时的明艳！然而当初她的芽儿，浸透了奋斗的泪泉，洒遍了牺牲的血雨。"的确如此，通往成功的路是坎坷的、艰难的，要坚守住自己的梦想，就必须凭借顽强的毅力。著名舞者邰丽华虽然身体残疾，但她靠着自己顽强的毅力，坚守着成为舞蹈演员的梦想，终于在舞台上演绎了完美的"千手观音"；失去双臂的刘伟凭着顽强的毅力，精彩地活着，不仅实现了自己的音乐之梦，还夺得了《中国达人秀》的冠军。

生活中，有这样一些人，他们把对梦想的追求看得高于一切。他们不在乎生活的清贫，不在乎他人眼中的那些财富，不在乎名誉和地位，不在乎别人怎么看待自己，而是拼尽全力地去追寻自己的梦想。这需要多么大的勇气啊！他们不仅学会了忍耐生活的不幸，努力为梦想而奋斗，还可以放弃高薪的职位去从事自己最喜欢的事情。在以金钱和权力为标志的社会，他们是一群特立独行的人。时代真正需要的是用生命去创造生活的人，而不是为了忙于生计而放弃梦想的庸碌者。

4. 条条大路通罗马，不必执着于寻找捷径

哲学认为，万事万物皆有联系，世界上没有孤立存在着的事物。例如，水涨船高，说的是水与船的联系；积云成雨，说的是云与雨的联系；冬去春来，说的是冬季与春季之间的联系……正是由于事物之间存在这种普遍联系，它们才会相互作用，相互影响。

这就为我们解决问题带来了很好的启发：在进行创造性思维、寻找最佳结论时，可根据其他事物的已知特性，找到与自己正在寻找的结论相似和相关之处，从而把两者结合起来，达到"以此释彼"的目的。简而言之，条条大路通罗马！

如果说，梦想的终点在罗马，通往罗马的最短的路只有一条，那么精彩的路却不止一条。因此，不必执着于寻找捷径。转换思维，脚踏实地一步一个脚印地走下去，会走得更远和得到意想不到的收获。

加拿大有一名叫斯考吉的高中女生，从小就给自己立下了到 26 岁成为百万富翁的誓言。她不仅喜欢看比尔·盖茨的书，还研究《财富》杂志每年所列全球最富有的 100 个人。

小斯考吉发现：那些人中，有 95% 以上的人从小就有发财的欲望，58% 的全球巨富在 17 岁之前就想到了开自己的公司，3% 的全球巨富在未成年之前至少做过一桩生意。于是，她认为，要想富，就必须从小具备赚钱的意识。在赚钱方面，她选择了投资股票。

当时，很多投资股票的人盯着的都是对股市进行直接报道的电视和报纸。但小斯考吉并没有选择这种捷径，而是选择观察证券营业部门口的摩托车数量，然后根据摩托车数量的多少决定该股是抛售还是买进。例如，她专盯一家钢铁企业的股票。当股票下跌到 3 美元以下时，某证券营业部门口的摩托车就多了。过一段时间，股价又涨了回去。当股票涨到 7 美元左右时，该证券营业部门口的摩托车又多了。接下去，该股票就开始下跌。

这是什么原因呢？原来，小斯考吉发现，该企业的工人们不愿意看到工厂的股票下跌，每次股价太低时，便自发地去买进一些股票，从而带动股价上升；当上升到一定高位后，工人们便抛售股票，致使该股票价格下跌。

于是，小斯考吉开始借助这一规律，选择抛售或买进。结果，每次都能赚取不少利润，这也为她在 26 岁成为百万富翁奠定了基础。

其实，无论在生活还是工作中，很多人喜欢选择捷径。在有些人看来，他们所谓的捷径可能是投机取巧，也可能是不劳而获、坐享其成。但这种简单的捷径会使一个人失去生存的动力与源泉，失去自我。因感知不到艰辛背后的愉悦，而变得迟钝和麻木。

若要问这个世界上有没有捷径，智者会告诉你，生活不需要捷径，也没有捷径可走。靠走捷径获得的美好有时候就是昙花一现，瞬间就消失了。生活永远只需要奋斗和付出，需要循序渐进地努力再努力。也许你脚下的路既曲折又险峻，每前进一步都很吃力，途中洒满汗水；也许你前进的方向不是暗流险滩，就是山重水复，途中还夹杂着狂风暴雨。但正是这样用坚强和生命蹚出来的路，才能支撑自己走得更远。

因此，我们要每时每刻提醒自己，条条大路通罗马，只要积极地面对人生之路，找准方向，不断前行，总有一天能够到达目的地。那时，你的汗水与喜悦会再次让自己明白：所付出的一切都是值得的，生活真的不需要捷径！

5. 抄近路往往是两点之间最长的距离

"两点之间线段最短"是几何学的公理。这也给人们造成一个错觉：从自己这个点到目标那个点，走直线最近。

于是，人们都学会了抄近路、走捷径，美其名曰：节省时间。

生活中，行人为了抄近路，不惜穿越马路、跨越护栏，结果酿成惨剧；司机为了抄近路，不惜走陌生的小路，结果出现意外状况，绕来绕去走了许多冤枉路。

工作中，自作聪明的人做任何事都喜欢动心机，巴结权贵，结果被淘汰出局；自私懒惰的人总想投机取巧、不择手段挣快钱，结果受到了道德的谴责和法律的制裁。

事实上，两点之间绝大多数情况下无法直线到达。所以提醒大家，如果总想着抄近路、走捷径，不仅难以快速到达，反而要花更多的时间。

在一个天高云淡、风清气爽的周末，王毅约了几个好朋友一起去山上玩。

一路上，大家一边爬山，一边说笑，不知不觉就爬到了山顶。众所周知，上山容易下山难，更何况大家都玩得比较累了。正愁着不知怎么下山的时候，王毅突然发现前面有一条羊肠小道，像是农民常走的捷径。朝这条路远远望去，还能看到山下的停车场。于是，他就把这一好消息告诉大家。

大伙一看，果然是条捷径！他们非常高兴，当即决定沿着此道尽快下山。然而，就在走了一段之后，眼前出现了一道断崖，而捷径在此一拐，伸向远方的一座小山村，大家一筹莫展，只得先向山村方向走。中途又踏上另一条小道，弯弯曲曲的，结果迷路了，被围困在峭壁悬崖边无法下山，最后只得报警求助。

当救助人员赶赴现场时，他们已经被困七个小时了，饥饿和寒冷一起袭来，冻得几个人抱在一起发抖。等到了停车场，已经是凌晨两点……

事例中的几个人，本来可以在太阳落山之前走到停车场的。只因大家贪图捷径，结果被困在悬崖峭壁边，无法下山。

人总是想走捷径，即使吃了亏都很难彻底改变。这是人类的惰性和自作聪明使然。特别是如今这个讲效益、讲速度的时代，社会的发展和变化可以说是日新月异、一日千里，人们比以往任何时候都更想快速达到目的。

当然，找捷径并不是不可以，但要对眼前的情况或所要解决的问题有一个全面的分析。只要有一双发现的眼睛、敢于创新的头脑，就能找到与众不同的解决之道。否则，盲目地走捷径，只会踏上弯路。

6. 梦想越大，越容易让人半途而废

梦想是人们生活的动力、前进的方向、成功的基石。每个人都有自己的梦想，只不过每个梦想实现的难度不同。有的人梦想很远大，而有的人梦想很贴近实际。有的人在实现梦想的过程中，很容易被眼前小小的挫折给打败，以致半途而废，一蹶不振。而有的人则愈挫愈勇，最终实现了自己的梦想。

据调查，世界上有一半的成功人士都为自己的兴趣和梦想而努力奋斗、执着追求过。他们会把自己的梦想划分成若干小目标，然后分阶段努力达成。这样就不会觉得自己的梦想遥不可及，从而避免被挫折打败，最终半途而废。

当英国科学家贝尔宣布他发明了世界上第一部电话机时，轰动了当时的整个科学界。

然而，就在他申请这项发明专利后，科学家莱斯却向美国最高法院对他提出控诉，声称电话机的发明权应该归自己所有。因关系到一项重大发明的归属和当事人的名誉权，所以法院立刻进行认真、严肃的调查，并请

有关科学家对贝尔和莱斯各自的申诉进行鉴定。

结果证明，在贝尔之前，莱斯确实已研制出一种利用电流进行传声的装置。虽然它能把声音传到 1000 米以外，但仅能单向传送，不能互相交流。莱斯对此毫不隐瞒。于是，法院和科学家都断定，这种装置并不能称为电话机。

贝尔则承认他曾借助过莱斯的实验，并发现了其中的不足。他将间歇电流改为连续的直流电，解决了话声短促多变的问题。然后，他又将莱斯装置上的一颗螺丝往里拧了 0.5 毫米，话声就能互相传递了。

仅仅 0.5 毫米，就使电话机诞生了?! 这种结果使莱斯瞠目结舌，使科学家们震惊不已。最后，法院判决莱斯败诉，电话的发明权归贝尔。贝尔觉得自己毕竟利用了莱斯的实验，想与莱斯共享发明专利，但遭到了莱斯坚决拒绝。莱斯懊悔地说："我在离成功 0.5 毫米的地方放弃了，我要终生吸取这个教训。"

贝尔在实验过程中，多了一点耐心、一份坚持、一份认真、一份努力，最终获得了成功；而莱斯则少了一点耐心、一份坚持、一份认真、一份努力，最终半途而废，与成功失之交臂。差之毫厘，失之千里。有时失败与成功的距离仅在咫尺乃至毫厘之间。成功往往不是靠天分、资源，而是靠坚持和用心的程度。在实现梦想的征途上，只要再多加一把劲，再多走一步路，也许就能"会当凌绝顶，一览众山小"，跃上成功之巅。

其实，对于大多数人来说，梦想越来越小，越来越现实了。小时候的梦想都很伟大——做天文学家、医生、明星……后来，慢慢才发现，梦想并没有想象得那么简单，它的实现需要付出很大的努力。而当别人再次问到我们梦想的时候，我们也许已经开始害怕自己说出的梦想与现实不符，会被别人嘲笑。

于是，我们就不再把梦想说出来，而是深深地埋藏在心底。有时候，走着走着就放弃了自己的梦想，开始为了生存而活着，每天做着重复而机械的工作，没有一点激情与动力，心如槁木。

　　人生就是一个不断尝试的过程。当你觉得梦想过大，而自己的能力一时难以企及，打算放弃时，不妨告诉自己再多撑一天、一个星期、一个月，甚至一年吧！待你成功之时，也许你会发现，拒绝半途而废的结果多么令人惊讶！所以，我们要坚持自己的梦想，在没有被现实打败之前，决不能先打败自己。要始终相信，坚持的力量是伟大的，人的潜质也是无穷的。有些事情我们不去逼自己一下，是真的不知道自己有多大的潜力。

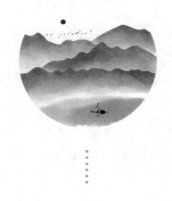

第三章

凡 事 只 要 有 可 能 出 错 ， 就 会 出 错

> 不管你多么聪明，多么优秀，你总是无法避免出错。"人非圣贤孰能无过"，错误是这个世界的一部分，坦然接受它，才能收获更大的成功。

1. 错误是不可避免的，它是世界的一部分

凡事只要有出错的可能，就一定会出错。这个定律源于 20 世纪 40 年代。当时，一位名叫墨菲的空军上尉工程师在嘲笑他的某位同事是个倒霉蛋时，说了这么一句话："如果一件事情有可能被弄糟，让他去做就一定会弄糟。"

墨菲定律告诉我们，就算人类变得很聪明，不幸的事还是会发生。因为容易犯错是人类与生俱来的弱点，这是不可避免的。正如古人所说："人非圣贤，孰能无过？"

既然我们无法避免犯错，就要在犯错之后勇于担当，多思考补救之策，同时努力地去争取成功，只有这样，才能达到我们的目标。

陈凯家有一个果园，种着各种果树。有一次，他的父亲托朋友买回一棵品种上佳的樱桃树。父亲把樱桃树种在果园边上，并挂了一个牌子：任何人不准碰。樱桃树长势很好，春天到来时开满了白花。父亲想用不了多久就可以吃到樱桃了，心里特别高兴。

这几天，有人送给陈凯一把闪亮的斧子。他很喜欢，拿着斧子到处砍树枝，砍篱笆，砍着砍着，就来到了果园边上。当他看到那棵樱桃树时，突然想试试自己的斧子有多锋利，看能不能砍下一棵树。于是，陈凯举起斧子就向樱桃树砍去。没想到，树皮很软，他没费多大力气就把树砍倒了。

傍晚，父亲忙完农事来到果园时，发现心爱的樱桃树已被砍倒在地，顿时惊呆了。回到家后，他用严厉的语气问陈凯："你知道是谁把我的樱桃树砍死了吗？"

陈凯脸色煞白地看着父亲："爸爸，是我用斧子砍的。"这时，陈凯心里很难过，也非常惭愧，他知道自己干了件傻事，惹父亲不高兴了。

父亲接着问："告诉我，儿子，你为什么要砍那棵树？"

陈凯结结巴巴地说："当时我正玩得高兴，想试试自己的斧子锋不锋利，没想到……对不起，爸爸。"

父亲把手放在儿子的肩头说："失去樱桃树，我很难过，但我同时也很高兴，因为你鼓足勇气向我说了实话。我宁愿要一个勇敢诚实的孩子，也不愿拥有一个枝叶茂盛的樱桃树的果园，记住这一点，儿子。"

陈凯无意间砍倒了父亲心爱的樱桃树，虽然这个行为让父亲很生气，但他及时承认、知错就改的态度让父亲很高兴，因为他具备了最为宝贵的品质——诚实。

很多人在做事的时候，虽然已经预见到可能出现的错误，但还是硬着头皮按照自己的方式行事，结果酿成更大的错误。甚至企图掩盖错误，最终造成无法挽回的局面。其实，犯错也是一种成长，既然错误不可避免，那就一定要避免三种糟糕的态度。

（1）掩饰错误——错误总会在某个时刻无法避免地暴露出来，而且影响比当初更加严重。

（2）把自己的错误推到别人头上——这种做法迟早会被人看穿。

（3）对错误耿耿于怀——自我批评当然是好的，但保持自信也非常重要。

总之，人的成功是一个不断尝试、不断磨炼的过程。而成功的前提就是勇于承担错误，因为只有从错误中吸取教训，才能弥补自己的不足；只有经历了失败的痛苦，才能真正体会到成功的欢乐；只有经历了失败的考验，才有做人的担当与责任。

2. 越聪明的人，越会允许自己出错

现实生活中，每当出现错误时，人们通常的反应都是："真是的，又错了，真是倒霉啊！"更有甚者，要么抓住别人的错误不放，要么抓住自己的错误不放，明明是无足轻重的小失误，却要埋怨、纠结、懊悔好几天，导致接下来的事情也做不好。

殊不知，人类即使再聪明也不可能把所有事情都做到完美无缺。正如所有的程序员都不敢保证自己在写程序时不会出现错误一样，容易犯错误是人类与生俱来的弱点。聪明的人都会允许自己犯错误，他们认为，错误的潜在价值对创造性思考具有很大的作用。若想取得成功，就不能回避错误，而是要正视错误，从错误中汲取经验教训，让错误成为走向成功的垫脚石。

一次，丹麦物理学家雅各布·博尔不小心打碎了一个花瓶，但他没有像一般人那样一味地懊悔叹惜，而是俯下身子，小心翼翼地将满地的碎片收集了起来。

出于好奇心，雅各布·博尔并没有把这些碎片倒掉，而是耐心地将其按照大小进行分类，并称出了重量，结果他发现：10～100 克的最少，1～10 克的稍多，0.1～1 克次之，0.1 克以下的最多。

令人称奇的是，这些碎片的重量之间有一定的倍数关系，即较大块的

重量是次大块重量的 16 倍，次大块的重量是小块重量的 16 倍，小块的重量是小碎片重量的 16 倍……

雅各布·博尔将这一原理称为"碎花瓶理论"，并开始利用这个理论开始对一些受损的文物、陨石等不知其原貌的物体进行修复，给考古学和天文研究带来意外的效果。

从哪里跌倒，就从哪里爬起来。雅各布·博尔不小心打碎花瓶后，并没有纠结、懊悔自己的失误，而是对错误的潜在价值进行了创造性观察与思考，从中总结出规律，并将其理论用于工作中。事实上，人们主要是从尝试和失败中学习，而不是从正确中学习的。因此，我们做事不要怕犯错，犯错后要勇于从错误中找出教训，这才是我们走出困境的最佳药方。

人类社会的发明史上，就有许多利用错误假设和失败观念来产生新创意的人。哥伦布以为他找到了一条通往印度的捷径，结果发现了新大陆；爱迪生也是试验了上万种不能做灯丝的材料后，才找到了钨丝……可见，发明家不仅不会被成千的错误击倒，反而会从中得到新创意。

尤其在创意萌芽阶段，错误往往是创造性思考必要的助推器。谁能允许犯错，谁就能获取更多；没有勇气犯错，就不会有创造性。尝试错误才是进步的前提条件。这就需要我们做到以下几点：

（1）接受不完美。每个人都有别人看不到的缺点，只有在特定的环境中才会显现出来，这与教育、学历都没关系。

（2）不同他人比较。每个人的生活环境都不一样，不必和任何人比较，保持上进之心，做好自己的事，努力生活就可以了。

（3）积极应对。既然错误已经发生，那就采取措施积极应对。

3. 如果觉得自己还能更倒霉，放心你会的

早上睡过头了，以最快的速度穿戴整齐，径直朝公司奔去。可刚走到楼下，从没出过问题的鞋子竟然掉了一个跟，好不容易到了办公室，又被上司骂了个狗血淋头，于是内心不禁抱怨：真是太倒霉了……这便是墨菲

定律中"如果你还能更倒霉,放心你会的"的一个写照。

生活中,很多人都觉得自己是最倒霉的人。经常可以听到很多类似"我是世界上最倒霉的人""事情糟得没法再糟了""为什么我这么倒霉"的话。此时,如果你能想起墨菲定律,或许心情就会好一些,因为它会让你明白,自己目前遇到的情况并不是最糟的。

一个男人正在院子里修摩托车,他的妻子在厨房做饭。可是,这个男人不小心将摩托车发动了,而且还加大了油门,更倒霉的是他的手还卡在了车把手上。结果,他被摩托车拖着朝房子的玻璃门撞去,玻璃碎了一地,而他则跌坐在地板上。

他的妻子听到玻璃破碎的声音赶紧从厨房跑了出来,看到丈夫满脸是血地在地上坐着,赶紧打电话叫了救护车。救护车很快送男人去了医院。考虑到丈夫伤势不重,妻子就留在家里收拾残局。她先将摩托车推到院子里,又用工具把地板上的汽油收集起来并倒进了卫生间的马桶里。

男人在医院包扎后,拿了点药就回家了。他在卫生间方便时,由于心情不好,就抽起了烟,抽完后就顺手将烟蒂扔进了马桶。接着,他的妻子就听到了很大的爆炸声和尖叫声。

妻子急忙跑进卫生间,眼前的一幕让人惊呆了:只见丈夫躺在地上呻吟,他的脸被炸得乌黑,衣服已经成了碎布片。等她回过神来后,赶紧打电话叫了救护车。

真是无巧不成书。没想到,医院派来的救护车还是刚刚来过的那辆。护工们一边用担架将受伤的男人抬出来,一边询问原因。当男人的妻子把事情的来龙去脉讲了之后,一个护工忍不住笑了起来。在下台阶时,那名护工手脚一软,使担架倾斜了,男人很不幸地从担架上掉了下来,又摔断了胳膊……

这个事例虽有些荒诞,却真实地存在于生活之中。所以,不要遇到点糟糕的事情就抱怨不迭,觉得自己是最倒霉的那一个。没有什么事能糟到不能再糟,总有更糟的事情你没有遇到,也总有比你更倒霉的人。

　　墨菲定律启示我们：一个人日常所担心的事，都是基于他对于所接触的人和事的观察、了解而判定的，所以事情按"预想"发生的概率往往会很高。如果你担心某种情况发生，那么它就更有可能发生；或者说，可能会发生的事情就会发生。在现实生活中，我们常常会遇到下列情形：

　　（1）虽说好的开始未必就有好结果，但坏的开始，往往会有更糟的结果。

　　（2）一种产品保证六十天内不会出故障，有时偏偏在第六十一天出了问题。

　　（3）在选择排队时，一排移动得比较快；你刚换到这一排，你原来站的那一排就开始快速移动了——你突然感觉自己站错了队。

　　（4）你往往找不到你正想找的东西，等不需要的时候，它却突然出现在你的面前。

　　（5）在电影院里看电影，你刚去买爆米花或上厕所的时候，偏偏银幕上就出现了精彩镜头。

　　（6）有的东西搁置很久都派不上用场，可刚刚丢掉，你就急需用它。

　　（7）你硬着头皮给暗恋对象发出微信消息，等待回复的时间有多长，你反悔的时间就有多长。

　　（8）与恋人约会，越不想让人看见，有时越会遇见熟人。

　　倒霉还要继续，不要坐以待毙。不妨采取最简单而有效的方法去应对：稳定情绪，及时止损；清理损失，尽快补救；吸取教训，制订对策。其实，只要周密地计划，设想各种可能发生的事情、情况或发展趋势，扭转事情发展的方向还是可以降低倒霉概率的。

4. 控制错觉定律：我们总是会信心满满地"犯错"

　　错觉是人们观察物体时，由于物体受到形、光、色的干扰，加上人们的生理、心理原因而误认物象，会产生与实际不符的视觉误差，这是对客观事物的一种不正确的、歪曲的知觉。它可以发生在视觉方面，也可以发生在其他知觉方面。

实际生活中，人们很容易产生各种各样的错觉。比如，当你掂量一公斤棉花和一公斤铁块时，你会感到铁块重，这是形重错觉；当你坐在正在开着的火车上，看车窗外的树木时，会以为树木在移动，这是运动错觉；飞行员在海上飞行时，海天一色，找不到地标，经验不够丰富者往往分不清上下方位，这是倒飞错觉。

此外，在一定心理状态下也会产生错觉，如草木皆兵、杯弓蛇影等。心理学家曾做过这样一个实验：他们给大学生一些钱，让他们来做掷骰子的赌博。结果发现，大多数学生都是在掷骰子之前下的赌注大。这是为什么呢？因为学生们都觉得靠自己的努力能使骰子按自己的意愿转动。其实，这只不过是人们心理上的一种错觉。可以说是在信心满满地"犯错"。

遥想轰动全球的泰坦尼克号，当年的制造商曾宣称："这是一艘永不会沉没的轮船。"但结果呢？尽管泰坦尼克号发生碰撞的海域远离冰山密集区，"不大可能"撞上冰山，但它还是撞上了。其实，这条巨轮的灾难早就显现出了"预兆"。

1898 年，英国作家摩根·罗伯森写了一本名叫《泰坦的遇难》的小说。小说描写了一艘命名为"泰坦"的巨型邮轮，在处女航行中，因海上大雾，触到冰山后沉没。故事情节还穿插了旅客的爱情故事以及生离死别。

1912 年，英国建造了一艘名为"泰坦尼克"号的豪华邮轮，并于同年 4 月 10 日进行处女航行，从英国横渡大西洋直驶纽约。出人意料的是，这艘号称"永不沉没"的巨轮，仅航行了 4 天，就因撞上冰山而沉没。令人称奇的是，"泰坦尼克"号沉没的情节、过程与罗伯森笔下的小说如出一辙。

不仅如此，二者还有众多的相似之处：小说中描写的"泰坦"号长度 800 英尺，排水量 7.5 万吨，载客 3000 人，但只备了 24 只救生艇。"泰坦尼克"号的长度是 882 英尺，排水量 6.6 万吨，载客量为 2224 人，只备了 22 只救生艇。原来，两船出事后乘客伤亡惨重的原因都是因为船上的救生艇太少。

这是一个神奇的预言，也是一个值得重视的"预警"。难道"泰坦尼克"号的建造方、管理人员没有一个人看过这部小说吗？这有可能，但更大的可能是，即便看过，他们也不会认为小说里虚构的故事真的会在现实中发生。他们认为"泰坦尼克"号是"永不沉没"的。船长对它太有信心，对自己也太有信心。

其实，在"泰坦尼克"号前面的邮轮已经发出了冰山预警。但信心满满的船长并没有重视，仍然以最高速行驶，他认为凭着自己多年的航海经验，发现冰山后再转舵也可以避开冰山。然而，瞭望员并没有配备望远镜，发现冰山时，船体巨大的"泰坦尼克"号根本无法快速转弯，最终导致悲剧的发生……

"泰坦尼克"号的船长就是在过去经验、情绪等因素的作用下产生了错觉。这种错觉导致其对眼前的客观事物盲目自信，最终在毫无防备的情况下，酿成大祸。

其实，如果了解了心理学上的控制错觉定律，我们就能明白为何大多数学生都是在自己掷骰子之前下的赌注大，为何"泰坦尼克"号的船长已经听到了冰山预警，却仍全速行驶……

关于错觉产生的原因虽然有很多种解释，但迄今都没有完全令人满意的答案。客观上，错觉的产生大多数是在知觉对象所处的客观环境有了某种变化的情况下发生的；主观上，错觉的产生可能与过去经验、情绪等因素有关。

不过，错觉虽然奇怪，但并不神秘，我们可以克服，并进行利用。

（1）消除错觉对人类实践活动的不利影响。

例如，前述的倒飞错觉，如果在训练飞行员时增加相关的训练，便可以有助于消除错觉，避免事故的发生。

（2）利用某些错觉为人类服务。

利用错觉来获得期望的效果。建筑师和室内设计师常利用人们的错觉，来创造空间中比它自身看起来更大或更小的物体。例如，一个较小的房间，如果墙壁涂上浅颜色，在屋中央使用一些较低的沙发、椅子和桌子，房间会看起来更宽敞；电影院和剧场中的布景和光线方向也常被有意地设计，以产生更好的视觉效果。

5. 经验能避免错误，但又会带来新错误

人的一生会面临很多选择，是向左走还是向右走，这令你很伤脑筋。有什么样的选择，就有什么样的人生。我们今天的现状是以前选择的结果，今天的选择决定几年后的状况。然而，并不是每个人都能做出正确的选择。很多人往往选择了不该选择的，放弃了不该放弃的，给自己的人生增添了很多烦恼。

人们之所以会经常做出错误的选择，往往是缺乏或盲目利用经验的结果。经验对于一个人很重要，它能让人变得成熟、稳重，面对繁杂多变的事物，沉着冷静，从容应对，避免错误的发生。然而，如果完全不顾变化了的实际情况，一味照搬照抄他人的经验，则会带来新的错误，甚至失败。

曾经有个自以为很有能力，在各方面很有经验的小伙子，在找工作时，选了一家很有实力又能施展他才华的公司。

小伙子是个聪明人，知道这社会的"规矩"。于是，他就依据以往的经验开始行动。经过一番打听，他了解到了那家公司老板的喜好，准备来个投其所好。

应聘那天，他带了一盒老板最喜欢的茶叶给老板，带了一套名贵的化妆品给老板娘，并找到老板最信任的主管为他说好话。可最后，他没有被录取。而是那个平日里看起来傻呵呵的，总让别人占便宜的小王被录取了。

他愤愤不平地找老板理论，老板眼皮都没抬，说道："我们公司需要的是踏实有能力的员工，而不是你这种有心机，总想凭'经验'走捷径的人。"

听了老板的话，小伙子无奈地离开了。

为了生存，他找了一份推销员的工作。第一个月月底核算时，他的业

绩全公司最差。主管找他谈话："知道你为什么卖不出去产品吗？"

他摇摇头，说："不知道。"

主管说道："因为你总是凭感觉来判断客户要不要买你的产品，而不是主动去发掘客户，开拓市场。"

小伙子恍然大悟……

经验虽然能让人明白下次遇到同样的事情该怎么办，避免走弯路。但也会让人犯机械教条的错误。因为，一切事物都是发展变化的，意外的情况时有发生，不可能用经验避免所有的错误。

值得注意的是，如果过分依赖经验，不考虑客观实际，囿于成见之中，就会固化人的思路，阻挠人们接受新的事物。不仅不利于创新，还会产生负迁移，甚至有可能犯下不可挽回的错误。

但是，经验又是宝贵的。人类知识是一代又一代人经验的积累。后人如果不是站在前人经验积累的塔尖上，则只能如原始智人一样，事事从头做起。

总之，世界上没有一成不变的事物，也没有一成不变的经验。经验如果运用得当，可以起到积极的作用，使我们避免很多错误，做事情事半功倍。但另一方面，经验也会使人们的思想僵化，在处理新事物或意外情况时犯新的错误。因此，我们要正确认识经验的作用，切莫掉入经验的陷阱。往更深一层来说，那些掉入经验陷阱的人，不是经验太多，而是还不够多。毕竟一个人对世界或者事物的认识，也是一个螺旋上升的过程。

6. 科技越发达，错误与麻烦也会越大

在科技日益发达的今天，信息社会已经到来，电脑和智能手机已经普及到千家万户。作为先进的高科技成果，它们是人们每天的伙伴，人们工作、学习、娱乐和交际都离不开它。然而，它们在给我们带来很多便捷的同时，也带来了不少错误和麻烦。

（1）电脑。

电脑的功能太强大了，但它作为无法避免犯错的人类所制造的机器，自然也会犯错。而且，它不像人类，累了、病了还能再坚持一会。如果它要黑屏、要死机、要罢工、要崩溃，是从来不和你商量的，瞬间就能使你辛苦一天、一周、一个月、一年，甚至数年的劳动成果消失。

毫不夸张地说，电脑比人类历史上的任何发明都能更快速地让人犯更多、更大的错误，因为它的效率实在太高了。一台电脑 2 秒内闯的祸，就能赶得上 20 个人 20 年干的坏事。

一次，纽约骑士资本集团的电脑系统出现了问题，竟然在一个小时内就执行完了原本应该在好几天内完成的交易。这一问题导致骑士资本集团的百万股票易手，损失 4.4 亿美元，直接将该集团推向了破产的边缘。所幸投资人临危不乱，紧急注资 4 亿美元才得以将集团从破产的边缘拉了回来，而纠正这些错误就耗费了将近 5 亿美元。

（2）智能手机。

一部智能手机，除了正常的通话、短信功能，还有强大的网络互动和应用功能。它既是高像素的照相机和摄像机，也是效果极佳的录音笔，更是随时记录你的位置信息和行踪的 GPS 智能跟踪器。

你的一切它都能了如指掌，比你自己了解得都清楚。它知道你跟谁最熟，聊什么，你拍了什么照片和视频，你在做什么，甚至连你不知道自己在哪儿时，它都可以告诉你……所以，在互联网时代，最了解你的不是父母，不是配偶，不是好朋友，而是你随身携带的手机。这些强大的功能，使它所引发的泄密风险正在呈几何级数地增长。

也许有人会觉得只要我关掉手机就没事了。其实，关机只能让别人打不通你的手机，并不代表它没有"工作"。所以，你的一举一动、一言一行仍被"有心人"掌握。

爱德华·斯诺登在曝光美国"棱镜"情报监控项目时曾曝出，美国国安局与英国电信部门是通过手机麦克风进行监听的，他们绝对可以在手机关机的情况下，开展对当时的联合国秘书长潘基文、德国总理默克尔、巴西总统罗塞夫等 122 名外国和国际组织领导人的通话监听活动。

大多数人认为，我只是一个老百姓，又不是什么领导人，能有什么损失？殊不知，随着移动互联网爆发式的增长，以及各种 APP 应用安装到手机上，你的手机通讯录、短信、地理位置，全方位隐私都会被窃取，有时连银行账号和密码也不能幸免。

总之，现代社会，我们所看到、听到、做过的最尴尬、最有危害性和最愚蠢的事情几乎都会涉及电脑、手机。虽然这些高科技产品的使用会带来风险，但我们还得用，毕竟它们是生活和工作的好帮手。不过，为了尽量避免损失，平时要多备份，多学习电脑知识，改正不良的用机习惯；同时，也要重视隐私保护，注意防范潜在的风险和隐患。否则，会造成不必要的损失和麻烦，让自己后悔莫及。

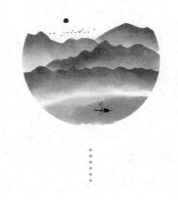

第四章

为 什 么 我 们 会 变 成 自 己 曾 经 讨 厌 的 人

> 曾经最讨厌虚伪，可如今自己也变得虚伪起来；以前最厌恶脏话，但现在觉得偶尔说说也无伤大雅……不知不觉中，我们就变成了自己曾经讨厌的那一类人，这究竟是为什么？

1. 负向暗示力：越怕什么，越会得到什么

生活中，总会遇到意想不到的悲催事儿：你早上贪睡晚起了几分钟，风风火火地终于出了门，翘首以待地等着公交车。好不容易来了一辆，却不是你要坐的那班。你耐心耗尽，狠狠心叫了一辆出租车，车刚起步，你要坐的那辆公交车就来了。此时只能安慰自己，"只要不迟到，多花几个钱没什么"。遗憾的是，你越怕什么，越会来什么——堵车了！你气呼呼地坐在出租车上，伸着脖子望着一眼看不到头的汽车长龙。

你再次狠了狠心，付钱、下车、一路狂奔。结果，你的鞋跟断了，还崴了脚，你欲哭无泪，你知道铁定要迟到了。拖着坏掉的鞋子，你终于到

了公司。你希望上司、同事都别注意到你，结果上司说："怎么来这么晚，快点进来开会！"就这样，你来不及收拾一身的狼狈，就在众目睽睽之下一瘸一拐地走进了会议室……

这是一种负向暗示力，也就是你越怕什么，越会得到什么。尤其人们在体育、文艺比赛中，或在考试、竞选、竞聘时，由于过分害怕失败反而失败的事比比皆是。

瓦伦达家族是高空杂技演员世家。20世纪70年代早期，70多岁的卡尔·瓦伦达说，在他看来，生活如同走钢丝，一切都是机遇和挑战，对此人们十分赞叹。

瓦伦达那种专注于目标、任务和决策的能力让人无比钦佩。但几个月以后，他在波多黎各的圣约安市的两栋高层建筑之间进行高空走钢丝表演时，没有采取任何安全措施，结果不幸坠亡。他在掉下时手中仍紧紧抓着平衡杆。因为他曾一再叮嘱他的家庭成员，为了避免砸到下面的人，千万不要把杆扔掉。现在，他用生命践行了自己的话。

事后，他的妻子悲痛地说："我早该猜到他这次会出事，因为他在上场之前，总是念叨着：这次演出太重要了，我只能成功，不能失败。在以前的演出中，他只关心走钢丝本身，完全不考虑其他事情。"

美国斯坦福大学的权威人士通过一项研究得出结论：人大脑中的某一想象图像会刺激人的神经系统，把假象当作真实情况，并为此努力。

比如，当一个高尔夫球运动员在击球之前，担心自己把球打进水里，他就在心里默念：千万不要把球打进水里去。但结果很不幸，他击出的球还是掉进了水里；我们失眠的时候，越是暗示自己快睡着，反而会越清醒；刚刚学骑自行车的人骑车上街，心里特别紧张，怕撞到别人，开始默念"别撞上，别撞上"，可偏偏撞上了。这些都是受负向暗示力的影响所导致的。

因此，当面对自身存在的缺点或失误的时候，就要给自己一种好的、正向的暗示。在这个过程中，正向的暗示会不断积累，帮助我们更好地评价和鼓励自己，从而将不利变成有利，进一步增强自己的自信心，为此后生活和事业上的成功奠定基础。

2. 好习惯需要长期努力，坏习惯只需有人带头

习惯决定命运。一个好习惯，无论其大小，带来的影响将是巨大的，有益于人们一生的。心理上的行为习惯左右着我们的思维方式，决定了待人接物；生理上的行为习惯左右着我们的行为发生，决定了生活起居。世界著名心理学家威廉·詹姆士说：播下一个行动，收获一种习惯；播下一种习惯，收获一种性格；播下一种性格，收获一种命运。

可是，好习惯并非自然而成的，自然而成的常常是懒惰、生活无规律等坏习惯。这就需要人们通过自我控制来培养好习惯。虽然好习惯的培养不是一朝一夕就可以完成的，它需要经过长期、反复的努力与坚持，但是用坏习惯破坏这种好习惯，只需要少数一两个人带头就可以了。

比如，通过长期的宣传，人们基本养成了遵守交通规则的好习惯。某一天早晨，人们上班期间，路口人流如织，等红灯的人们焦急地望着交通信号灯。终于，有一个性急的小伙子没等绿灯亮起就过去了。于是，其他人就像潮水一样紧跟其后，视红灯如无物。

当我们置身于一个优雅整洁、地面非常干净的环境中时，谁都不好意思丢一点垃圾。这时，如果有人丢了一点废纸，且没有人及时清扫，可能就会对其他人产生一种暗示：原来这里是可以丢废纸的！接下来的事情可想而知……

社会心理学研究发现，当一群人看到有人破坏规则，而未见对这种不良行为及时处理时，就会模仿破坏规则的行为。也就是说，群体的行为在无约束的情况下，就会从好不容易培养出的好习惯向坏习惯发展，犹如蚁穴之不掩，会造成大堤溃决。这是为什么呢？

首先，人的意识分为表意识和无意识，对于大脑，并没有所谓好习惯与坏习惯的区别。其次，这是群体智慧理论的体现：当个体独立思考参与

决断时，往往更理智、更积极；但在群体中，个体就会陷入盲从。所以说，好习惯的建立需要一个过程，而坏习惯却容易病毒式扩散。

即便如此，这并不影响我们下决心培养好习惯。更何况，如果人人都养成了好习惯，就没有坏习惯这一病原体了，也就更谈不上扩散了。奥斯特洛夫斯基说："人应该支配习惯，而决不能让习惯支配人。"到底该如何培养一个好习惯呢？

（1）制定明确的目标。

"每天早起"是一个明确的目标吗？答案是否定的，早起的具体时间是几点，八点还是九点？此时明确你的目标，比如，将它换成"每天六点起床"效果就比较好。

（2）告诉亲人或朋友。

这是促使你坚持培养良好习惯的最好方法。他们不仅可以监督你，还能给你压力。当然，也可以让他们和你一起来培养好习惯。

（3）做每周回顾。

回顾自己在过去一周取得的进展和遇到的问题。解决问题，体验你的收获，给自己一点小小奖励。这样就有继续坚持的动力。

（4）不要轻易中断。

应对种种突发情况，可以设定"例外规则"。"例外规则"是对不规律发生的事情预先制订应对方法的弹性方案。事先制订了弹性计划，突发情况出现时就能灵活应对了。比如没时间写日记，就简单地写一两句话；晚上没空读书，挤出几分钟读一页也可以……习惯的培养重在持续，少也比中断强。

3. 潜意识作用：模仿是人的一种本能

模仿是人的一种本能。有时候看到别人打哈欠，我们即使不困，也想打个哈欠；有时候，听到别人唱歌，尤其是自己听过并且会唱的歌，就会有去唱的冲动；有时候，看到别人买股票赚钱了，自己也想跟着买；有时候，看到别人去学瑜伽，自己也想学……这些都是人的潜意识在起作用。归根结底，是出自人的本能。

曾有一段非常传神的文字描述过人的这种本能。

突然，大街上一个年轻人跑了起来。也许是他猛然想起了与情人的约会，现在已经过时很久了。也许是他猛然想到家里的水壶还在火上烧着，反正他一溜烟地向东跑去。另一个人也跟着跑了起来，这可能是个兴致勃勃的报童。第三个人，一个有急事的中年男子，也跟着小跑起来……

没多久，这条大街上所有的人都跟着跑了起来，声音越来越嘈杂。不过，从嘈杂的声音中听到了"大堤"这两个字。"决堤了！"这一充满恐怖的声音，不知从哪里传了出来。可能是一位老妇人喊的，也可能是一个交警说的，甚至可能是一个小男孩说的……

总之，没有人知道是谁说的，也没有人知道真正发生了什么事。但是两千多人都突然奔跑起来。一边跑一边喊："向东去！向东去！"东边远离大河，东边安全……

身处群众中的个人，在群众心理气氛的感染之下，就会失去独立的思考和判断能力，取而代之的就是模仿群众的行动，这是人们潜意识里的一种本能反应。

值得一提的是，模仿不仅分为无意识模仿和有意识模仿，还分为低级模仿和高级模仿。

无意识模仿属于人的本能反应。比如，看到别人打哈欠，自己也会不由自主地打哈欠；看到别人奔跑，自己也跟着跑了起来；看到别人鼓掌，自己也会鼓掌。

有意识模仿属于刻意而为之。比如，20 世纪 80 年代流行的喇叭裤与花衬衣，又或者新百伦的鞋子，以及华为、苹果手机的流行，都是消费者刻意模仿的结果。

低级模仿属于狭义的模仿，在集体行为中尤为显著。比如，某个人某种突出的品行、某些动作与情绪等都会引起模仿。

高级模仿联想的范围更大。比如，火车、汽车、飞机，甚至电脑、手机等，都是在模仿的过程中一步步产生的。从最基础的开始，因为圆形的东西跑得快，所以人就模仿圆而造出了轮子，进而有了车；看到鸟在天空飞，便模仿鸟的形态和结构，造出了飞机。另外，如广告创意、游乐场主题、公园结构等，皆属于高级模仿。

很多时候，虽然我们可以决定自己的行为，也清晰地知道自己的行为意味着什么。但有时候，还是莫名其妙地就去模仿他人的行为，这就是人类本能的作用。

无论哪种模仿，都是我们的机体本身受到外界环境刺激而产生的与环境相适应的反射。就像变色龙一样，趋利避害地使自己身体的颜色与外界环境相匹配，这是自然赋予我们的。虽然不能像变色龙一样进行身体颜色的变化，但我们也在调整自己去适应外界，只不过表现在行为、情感和思想上。

4. 父母的人格模型：长大后我就成了你

身为父母，当孩子考试成绩不好时，你是否气愤地责骂过他"笨蛋""傻瓜"？当孩子不听话时，你是否生气地训斥过他"没出息""没有用"？当孩子没有达到你为他制定的目标时，你是否很失望地唠叨"你什么时候能给我们争口气呢"？如果这些你都做过，那可要检讨了。

人民教育家陶行知曾提醒教师："在你的教鞭下有瓦特，在你的冷眼里有牛顿，在你的讥笑中有爱迪生。"这也告诫身为父母的人们，在家庭教育中，要让孩子从你的教育态度中感受到你的心理预期，得到你的尊重。这样，孩子就会保持一种积极向上的力量。反之，如果认为孩子这也不行，那也不行，那可真要耽误孩子终生了。因为，你对他寄予什么样的期望，他就会成为什么样的人，这是由父母的人格模型决定的。

李泽楷读小学的时候，有一回没有完成老师布置的作业。老师问他："你为什么不交作业？"没想到，李泽楷理直气壮地说："我为什么要交作业？为什么要给你做作业？"结果，老师当着同学的面惩罚了他。

这让李泽楷十分难过，好像受到了奇耻大辱，连续几天不愿去上学，也不愿说话。后来，在妈妈的耐心询问下，他才说出了实情。父亲李嘉诚问道："老师为什么批评你？"

小泽楷一脸无辜地说："就因为我没交作业，他就在全班同学面前批评我，我怕同学会笑我，不愿意去学校了！"李嘉诚语重心长地说："孩子，老师批评你，是因为你做错了。只要你改正了，老师还会喜欢你的。如果你因为老师批评了几句，就受不了，不去上学，同学们更会笑话你！"

小泽楷似乎明白了什么，他问："爸爸，那我现在该怎么办？"李嘉诚没有回答他的话，而是带他去看报摊那个边卖报纸边写作业的小女孩，然后抚着他的头，问："现在知道怎么做了吗？"

小泽楷说："我应该把作业都做完，再去跟老师道歉，并保证以后一定按时交作业！"

李嘉诚微笑着，满意地点点头。

李嘉诚在得知小泽楷因被老师批评而不愿上学时，并没有因此而愤怒地责怪他，而是采用一种温和的教育方式，让孩子自己领悟。从那以后，小泽楷懂得了如何面对错误与挫折。长大后，他凭着自己的双手，在短短十年间，白手起家，自立门户直追父亲李嘉诚，成为香港"小超人"。

现实生活中，很多父母却做了"穿西装的野人"，每每发现孩子的错误，便不分青红皂白，非打即骂。殊不知，孩子闯了祸之后，心里其实很痛苦、很内疚。在这种糟糕的心态下，家长的打骂只会让孩子反感，他会觉得家人并不爱他。在这种境况下，他根本无心改错。可以说，暴力教育从来不会让孩子变得顺从，也不会让他变得聪明懂事，只会让他消沉，甚至还会使他产生暴力倾向，带来不可估量的恶果。

中国有句俗话："说你行，你就行；说你不行，你就不行。"积极的期望可以很好地激励孩子，在孩子的成长过程中起着巨大的作用；而消极的期望则会重重地打击孩子。有人曾对少年犯做过专门的研究，结果发现，许多孩子成为少年犯的原因之一，就在于受到过多不良期望的影响。许多孩子因为在小时候偶尔犯过错误就被贴上了"不良少年"的标签，这种消极的期望使他们越来越相信自己就是"不良少年"，最终走向犯罪的深渊。

因此，父母要想让孩子发展得好，就应该给他传递积极的期望，使他长大后成为你期望的样子。那么，如何给予孩子积极的期望呢？

（1）对孩子的期望宜在他努力可及的范围内，过高或过低可能都会使他对学习失去兴趣。

（2）赞扬和鼓励孩子，让孩子的表现慢慢提高层次，达到自发去提升自己的程度。

（3）不要因为孩子失败或做错事，就给他加上不雅或有损他自尊心的"标签"，这样可能会对他造成一辈子的伤害。

（4）有难度的任务要视孩子的能力分阶段进行。每达到一个阶段，就给他一些鼓励。

5. 循序渐进理论：微小的变化总是难以觉察

每个人都想获得成功，但成功是一个循序渐进的过程，不可能一蹴而就。只有经过一步一个脚印的踏实付出，才能到达成功的彼岸。就像农民种地，春天要耕地松土，下种间苗；夏天要锄草追肥，引水灌溉；秋天要收获果实，颗粒归仓。这个过程中，有许多微小的变化是难以觉察的，但也正因这些变化的累积，才有日后的收获。

19世纪末，美国康奈尔大学科学家做过一个"水煮青蛙实验"。科学家将青蛙投入已经煮沸的开水中时，青蛙因受不了突如其来的高温刺激，立即奋力从开水中跳出来成功逃生。后来，科研人员把青蛙先放入装着冷水的容器中，然后再慢慢加热，青蛙反倒因为开始时水温的舒适而在水中悠然自得。然而，当青蛙发现无法忍受高温时，已经无力跳出水中，随后就被煮死了。

从实验中我们可以看出，当水温过热时，青蛙能迅速做出反应，成功逃生；而当水温变化很微小时，青蛙就难以觉察，最终失去了逃生的能力。其实，任何事情的发生都是一个循序渐进的过程，都是一点一点变化的结果。在现实生活中，如果没有见微知著的能力，就只能接受尴尬的结果。

1984 年，在东京国际马拉松邀请赛中，名不见经传的日本选手山田本一出人意料地夺得了世界冠军。当记者问他凭什么取得如此惊人的成绩时，他的回答是："凭智慧战胜对手。"对此，大家疑惑不解。

10 年后，山田本一在自己的自传中道出了这个"智慧"："每次比赛之前，我都要乘车把比赛的线路仔细地看一遍，并把沿途比较醒目的标志画下来。比如，第一个标志是医院，第二个标志是一棵大树，第三个标志是银行……这样一直画到赛程的终点。"

比赛开始后，山田本一就以百米赛跑的速度向第一个目标冲去。等到达第一个目标后，他又以同样的速度向第二个目标冲去。当 40 多千米的赛程被分解成几个小目标时，他就能轻松地跑完了。

第一个标志……第二个标志……第三个标志……正是这种循序渐进的方法使山田本一获得了世界冠军。不畏惧过于遥远的目标，运用循序渐进的方法，着力于完成一个又一个眼前可以达到的小目标是追求成功的第一步。因为成功从来都无法一蹴而就，只有积累每天的努力成果，才能距离目标越来越近。

俄国大文豪托尔斯泰有这样一句名言："人要有生活的目标：一辈子的目标，一个阶段的目标，一年的目标，一个月的目标，一个星期的目标，一天的目标，一小时的目标，一分钟的目标，还得为大目标牺牲小目标。"在竞争激烈的当今社会，我们该如何利用循序渐进理论来实现自己的目标呢？

（1）居安思危，不断更新观念。

我们要善于观察周围条件的变化，世界上唯一不变的就是变化。在现实生活中，我们周围的环境和条件时刻都在变化，但由于我们不能见微知著，不能明察秋毫，没有感觉到条件的变化，所以我们就不去更新观念，不去改变行动策略。到了能明显感觉到周遭发生了变化的时候，也许我们已经束手无策了，只能随时准备被时代所淘汰。因此，我们必须居安思危，在思想上要与时俱进，不断更新观念。

（2）提升自我，整合有利条件，规避不利条件。

改变自我和改变周围的条件是取得成功的两大要素。一方面，要不断改变自我，提升自我；另一方面，要不断用新思维分析周围的环境，看看哪些是有利的，哪些是不利的，并善于发现和利用有利因素，为自己的成功打下坚实的基础。

（3）循序渐进，不急于求成。

要本着循序渐进的原则，不断努力。切不可急功近利，急于求成。

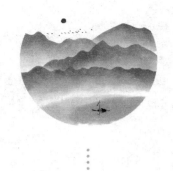

第五章

你 越 想 要 的 ， 往 往 越 是 无 法 得 到

在现实生活中，你是否曾有过这样的感触：越想得到的东西，越无法轻易得到。这其实是很正常的，一件东西如果你能轻易得到，那你可能就不会如此渴望它了。

1. 得不到的东西才更有诱惑力

在现实生活中，我们常常会遇到这样的情况，越是得不到的事物，越具有诱惑力。这种诱惑力使人们充满窥探和尝试的欲望，千方百计地通过各种渠道获得或尝试它。这种现象在心理学上被称为"潘多拉效应"。

传说，古希腊神话中的普罗米修斯盗天火给人间后，主神宙斯为惩罚人类，想出了一个办法：他命令火神赫菲斯托斯造了一个美丽的少女，并取名为潘多拉，意思是被赐予一切礼物的女人。

宙斯把潘多拉许配给普罗米修斯的弟弟埃庇米修斯为妻，并给潘多拉一个密封的盒子，并叮嘱她绝对不能打开。潘多拉刚来到人间时，起初还记着宙斯的告诫，不敢打开盒子。但过了一段时间之后，她就特别想知道盒子里面究竟装的是什么。在强烈的好奇心驱使下，她终于忍不住打开了那个盒子。

于是，藏在盒子里面的灾难立刻散了出来。从此，各种疾病和灾难就开始降临人间。宙斯成功地借潘多拉之手惩罚了人类。

法国著名农学家安瑞·帕尔曼切在德国当俘虏时，尝到了土豆的"甜头"。后来，回到法国后，就想在自己的家乡培植它。

可是，当他把土豆引进到法国时，很长时间都没有得到人们认可。迷信者把它叫作"鬼苹果"，医生们认为它对健康有害，而农学家则告诉人们土豆会使土壤变得贫瘠。这些"权威人士"的断言，使土豆成了不受欢迎、稀奇古怪的东西，谁也不敢种。

后来，安瑞·帕尔曼切想出了一个办法，他在得到国王的许可后，在一块出了名的低产田上开始栽培土豆。而且，他还要求国王派给他一支全副武装的卫队看守这块土地。不过，只是白天看守，到了晚上，卫队就撤了。

每天人们路过这里，看到那阵势就非常好奇，是什么东西需要卫队这样煞有介事地看守呢？一定是好东西才怕别人偷啊！人们猜测，土豆一定是非常好吃而且很有好处的食品，就禁不住想要探个究竟。

于是，他们商量好，到了晚上就到那块土地上去偷挖土豆，然后种到自己的菜园里去。结果，土豆得到了很好的推广，人们发现这是一种口味非常不错的蔬菜，没有任何可怕的地方。

无法知晓的"神秘"事物比能接触到的事物对人们有更大的诱惑力，也更能强化人们渴望接近和了解的需求。我们常说的"吊胃口""卖关子"，就是因为人们对信息的完整传达有着一种期待，一旦关键信息在接受者心里形成接受空白，这种空白就会对被遮蔽的信息产生强烈的召唤，这种"期待—召唤"结构就是诱惑力存在的心理基础。

这在现实生活中是普遍存在的。例如，收音机里播放的评书节目，每次都在最扣人心弦的地方停下，留下悬念，以使听众在第二天继续收听。再如，电视连续剧往往在剧情的关键处突然插播广告，这种做法吊足了观众的胃口，提高了广告的收视率。

墨菲定律认为，好奇心是求新求异的内部动因，它一方面来源于思维上的敏感；另一方面来源于对所从事事业的挚爱和专注。而逆反心理是客观环境与主体需要不符合时产生的一种心理活动。一般来说，逆反心理的产生要主体具备强烈的好奇心、企图标新立异或有特异的生活经历等条件。

在日常生活和工作中，了解了这些，就可以变得更"聪明"：如果有人故意吊我们的胃口，要保持冷静、不为所动，避免受"潘多拉效应"的影响。但是，如果对方是善意的，故意卖关子是为了给你一个惊喜，那就要积极"配合"。其实，我们除了被动地受它影响，还可以主动运用它来达到自己的目的。

2. 为什么收获带来的得意感都很短暂

人生有两种状态：得意和失意。大得意有金榜题名、洞房花烛夜、喜得贵子、功名成就……小得意有去商场碰到减价打折的商品，公交车上占了一个座位，被人请客享用了一次免费午餐……

俗话说："人生苦短，不如意之事常八九。"若果真有值得得意的事，得意一下也无可厚非。然而，得意和失意往往会在瞬间迅速转换，所以得意之时切不可以忘形。

因为一个人在得意时会忘记辛劳的付出，会忘记自己是谁，会忘记对待生活的态度，会迷失前进的方向。当有人赞赏你才能无比时，你会以为这区区小地方已无法容纳自己；当有人奉承你见多识广时，你会感觉全球通就是自己的代名词……凡此种种，都源于得意忘形让你迷失了自我。

古代，有一位身居要职的高官，每次忙完公事后，都喜欢和别人下下棋，总认为自己已经达到国手的水平了。

有一天，高官同门下的一名食客对弈。食客刚走了几步棋，就表现出咄咄逼人的阵势，高官觉得遇上了劲敌。没多久，他就被逼得心神大乱，额头上都沁出了汗珠。这时，食客故意露出了一个破绽。高官不知是计，马上大举进攻，满心以为自己能绝处逢生，转败为胜。

没想到，食客突然使出撒手锏赢了高官，并得意洋洋地说："这回，你想活吗？"高官突然受到这种羞辱，怒火中烧，站起身来拂袖而去。

虽然这位高官平时很注重个人修养，胸襟和度量都远远超过一般人，却受不了这种突如其来的羞辱。其实，他原本是打算提拔食客的，但自此之后，他对这名食客得意忘形的神态和无礼的言辞，始终无法忘怀。所以，他把食客晾在了一边，既不再与他下棋，也没有提拔他。

最后，这位食客因始终没有获得重用而抑郁终生。

一般来说，人在得意的时候，就容易自我感觉良好，虚荣心会极度膨胀，甚至变得眼高于顶，无视别人的存在，殊不知这短暂的得意感，会给自己带来不良的后果。这名食客就是因自己在棋艺上技高一筹，抢了高官的风头，最终落得一个被"冷藏"的结局。

由此看来，事可以做大，话不能说大；官可以做大，人不能做大。我们可以得意，但不要忘形，特别是不能因为他人相信、看重自己，就开始胡言乱语、指手画脚，更不能恃才傲物以至于遮盖他人的光彩。

很多时候，得意和失意会同时出现。人在大的得意中常会遭到小的失意，后者相比前者可能微不足道，人们却往往会怨叹那小小的失，而不去想既有的得。

每个人都希望自己永远得意，所以在遇到一点点小失意的时候，他们就会千方百计地去计较。殊不知，如果一个人一味地去斤斤计较那些让自己失意的东西，那就永远无法过上让自己满意的生活。

李白曾云："人生在世不称意，明朝散发弄扁舟。"意为人生在世难免会不为世人所理解，那就划一叶扁舟，游荡于山水之间，见花开鱼游内在通明，心境便豁然开朗。因此，我们要想过上自己满意的生活，最重要的是要做到"得志而不得意，失意而不失志"！当然，一般情况下多数人都是不能免俗的，所以得意时只要把握好度就行。而且，在高兴之余，还应该想想怎样才能使得意感维持得更长久！

3. 无欲则刚：那些不期而至的惊喜

"欲"指欲望，意思是想得到某种东西或想达到某种目的，是人的一种生理本能。"刚"有刚强之意。然而，古人懂得"刚不可久"的道理，所以这里的"刚"字要当气势来理解。一个人只有在无欲无求的状态下，才会挺起胸膛，如壁立千仞一般。比如说你想请求某人帮你做件事，想给人一个好印象，气势上自然就要放低，至少要低人一头。如果你对此人无欲无求，气势上至少是平等的，甚至有俯视之感。

人生于世，会有各种各样的"欲"。但是，凡事要有个度。欲望多了、大了，就会心生贪念；欲望过多过大，必然欲壑难填。"无欲则刚"，并非不允许人们有欲，而是指要克制私欲。一个人如果能够做到克制私欲，他就什么都不怕了，甚至还会有不期而至的惊喜。

一个风雨交加的夜晚，一对老夫妇急忙来到一家旅馆住宿。没想到，旅店的夜班服务生告诉他们，今天的房间已经订满了。夫妇俩非常失望，服务生出于好心，就提出让他们住在自己的房间——虽然很简陋，但很干净。毕竟他要值班，可以在办公室休息。老夫妇感激地接受了服务生的提议，并对给他带来的不便表示歉意。

第二天，雨过天晴，老先生前去结账时，服务生亲切地说："昨天您住的并不是饭店的客房，所以我们不会收您的钱。"

老先生点头称赞："你是每个旅馆老板梦寐以求的员工，或许改天我可以帮你盖栋旅馆。"服务生觉得有些受宠若惊，但觉得这个说法太夸张了，只当成一句玩笑。

没想到两年后，这位服务生竟然收到了老先生寄来的挂号信，信中说了那个风雨交加的夜晚所发生的事，为表示感激，特邀请他到纽约一游。另外，还附了一张邀请函和来回的机票。

两天后，在曼哈顿的一个路口，服务生遇到了当年的老先生。他指着路口矗立着的一栋华丽的新大楼说："这是我为你盖的旅馆，希望你来为我经营，我在当时曾提出这样的建议，记得吗？我可是认真的。"

这真是不期而至的惊喜！服务生简直不敢相信这一切，连声问道："你是不是有什么条件？你为什么选择我呢？你到底是谁？"

老先生平静地说："我叫威廉·阿斯特，我没有任何条件，我说过，你正是我梦寐以求的员工。"

这栋旅馆就是华尔道夫饭店，于1931年启用，是纽约极致尊荣的地位象征，也是各国高层政要造访纽约时下榻的首选。而奠定华尔道夫世纪地位的就是当时接下这份工作的服务生——乔治·波特。

种善因，无欲求，惊喜至。正是因为乔治·波特这种难得的品质，命运才将他推向了人生的高峰。为什么说无欲求了，惊喜才会不期而至呢？因为人有了欲念之后就会因关注结果而患得患失，便很难做好事情。而只有无欲了，才能专注在过程上，事物就会向好的结果发展。比如，做生意，不要老想着赚多少钱，不要想这个结果，而是想我应该如何把这个事情做到极致。只要做到极致了，惊喜自然会来，钱自然也会来。

那么，如何才能达到无欲则刚这种境界呢？

（1）得之坦然。

在自己得到时，应能做到坦然承受。要始终保持一颗平常心，不要为狂喜冲昏了头脑。

（2）失之淡然。

许多东西我们也许曾经拥有：年轻、美貌、财富、权势……但随着时光的流逝、时事的变迁，它们会离我们而去，要淡然面对，明天的生活还要继续。只要我们拥有一颗年轻快乐的心，生活就依然是美好的。

（3）争之必然。

现代社会是一个充满竞争的社会，社会给每个人提供了竞争的舞台。尽管这舞台还不十分公平，还有内幕交易、潜规则等，但毕竟充满机遇。

所以，我们应发挥自身的潜力，去争取、去奋斗。在竞争中激发我们的潜能、增长自身的才干、展示自己的才华，让自己更快地成熟起来。

（4）顺其自然。

世事万物都有它内在的运行规律。我们可以顺应和利用这些规律，但不可改变它。虽然生活有许多的不如意，但只要不强求，顺其自然，随遇而安，就可以找到心灵的宁静和快乐！

4. 其实，很多人都在被欲望所驱动

在物质空前丰富的今天，人们并没有因此活得轻松。越来越多的人在这个灯红酒绿的社会中被欲望所驱动，迷失了方向。老子说："五色令人目盲，五音令人耳聋，五味令人口爽。"的确如此，当面对灯火辉煌的街道时，我们的视觉已完全被扰乱；当面对一桌丰盛菜肴时，我们的味觉已完全被麻痹……

其实，人只要活着就有欲望，钱、权、色、利、情都是人们追逐的目标。假如人没有欲望，就会对什么事情都不感兴趣，就会缺少热情、缺少投入、缺少追求，那将是多么苍白的生活画卷。于是，欲望的潮水只涨不落，而且一浪高过一浪。为了自己富有与享乐，很多人在欲望的驱动下不择手段地对待生活、对待他人，以至于让欲望的潮水冲开理智的大坝，最终危害到社会，损害了他人，也伤害了自己。

殊不知，世间万物都有其自身规律，欲望也是一样，适度则为利，过度则为害。问题的关键在于，人们该如何把握自己的欲望尺度。明智的人顺其自然，能让欲望的潮水有涨有落，适可而止；愚昧的人喜欢不择手段，总是让欲望的潮水一路高涨，欲壑难填。

一天，法师下山去，在一家店铺里看到一尊释迦牟尼像，青铜所铸，形体逼真，神态安然。他特别高兴，心想：如果能请回寺里供奉该多好啊！可是，店铺老板要价 5000 元，尤其他看到法师如此钟爱这尊铜像后，更是咬定价格不松口。法师无奈，只得离开。

法师回到寺里对众僧谈起此事，众僧很着急，问法师打算以多少钱请求它。法师说："500 元足矣。"

众僧唏嘘不止："那怎么可能？"

法师说："天理犹存，芸芸众生，欲壑难填，得不偿失，我佛慈悲，普度众生，当让他仅仅赚到这 500 元！"

众僧不解地问："如何普度他？"

法师笑着回答："让他忏悔。"

众僧更不明白了。

法师说："你们只管按我的吩咐去做就行了。"于是，法师开始安排弟子下山轮流与老板砍价。第一天，第一个弟子去店铺里和老板砍价时，咬定 4500 元，结果没谈成；第二天，第二个弟子咬定 4000 元，也没谈成；第三天……最后一个弟子下山时所给的价已经低到了 200 元。

眼见买主们一个比一个给得低，老板心里特别着急，每一天他都后悔不如以前一天的价格卖给前一个人，他深深地怨责自己太贪。到第十天时，他在心里说，今天如果再有人来，无论给多少钱我也要立即出手。

第十天，法师又亲自下山，说要出 500 元，老板高兴得当即将佛像出手，还要另赠一具佛龛台。

法师请到了那尊佛像，谢绝了龛台，单掌作揖笑曰："欲望无边，凡事有度，一切适可而止。善哉！善哉！"

欲望是与生俱来、人所共有的，是一种人生动力，懂得适可而止才能收获幸福的人生。

智慧的人懂得修剪欲望，面对功名利禄的诱惑，坚定信念，不动摇，沉淀了一颗没有杂质的心。比如，爱因斯坦拒绝了担任以色列总统，居里夫人将镭的提取方法公布于世，歌德潜心习作并拒绝与有权势的人交往。愚蠢的人一味地被欲望所驱使，追求无休止的满足，不仅会为心灵戴上枷锁，还会因触碰道德和法律的底线最终坠入罪恶的深渊。

所以，我们应辩证地看待欲望，平衡欲望与理性的关系。

（1）认识到欲望的本质，顺应这种规律，选择理性的生活方式。同时也要肯定欲望在某些场合中的价值，不可否定欲望存在的合理性。

（2）适度控制欲望，为理性的行为腾出时间和资源。人的欲望会无限制地膨胀，因此要适当地进行控制，培养淡泊宁静的情怀。

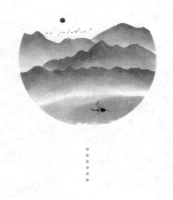

第六章

命 运 很 顽 皮 ， 你 想 往 东 时 它 偏 偏 往 西

> 如果一件事情已经很糟糕，那么千万不要乐观地以为"不可能更坏"了，事实上它真的会变得更糟，命运就是这么顽皮：当你以为已经到达了最西边，接下来只能往东时，它常常会带着你继续朝西走。

1. 人倒霉的时候，往往会祸不单行

俗话说："人倒霉了，喝凉水都会塞牙缝。"是的，当我们一天的生活是以倒霉开始的时候，这一整天的心情都会受影响。甚至我们会觉得接下来做的任何事情都不顺利，总感觉是他人故意在为难自己。

强老师是某中学的一名老教师，同时他又担任过多年的班主任，在学校很受领导的重视。每年一到五月份的时候，便是学校老师和家长最为紧张的时刻，因为学生们马上要参加高考。强老师为了让学生能安心学习，不开小差儿，常常整日待在办公室，便于在学生有不懂的问题时能及时给予解答。强老师觉得只要自己在办公室坐镇，就能多几个学生考上重点大

学；如果自己松懈了，就有可能让一些有希望考上重点大学的同学前功尽弃。毕竟，现在学生的自觉性还是比较差的。

学校最近安排了期中考试，强老师所带的学科在周二结束了考试。接下来的考试不需要他去监考了，于是他就利用空闲时间准备将要讲的课程。周三的时候，强老师在开考后巡查了一遍教室，看看学生是否在安静地答题。随后，他接到家里打来的电话，说有急事。想着现在学校也没啥事，刚才也碰到教务处主任并打了一下招呼，能证明自己来学校了。于是，他着急忙慌地没有向主任请假就走了。恰巧，主任临时要检查老师的坐班情况，没有请假的强老师就被点名批评了。

强老师出去办事，本来顺利的话，下午就可以回到学校。可是，谁曾想事情并没有想象中那么顺利，下午还要继续处理，等到晚自习的时候才回到学校。他回到学校后，被其他老师告知说因为他不在学校，且没有请假而被通报了两次。听到这个消息，强老师心想没有请假被点名批评，确实是自己有错在先。于是，他想着自己不能再被查到了。

回来后，强老师就一直待在办公室批改试卷，并找最近成绩下滑的学生谈谈心，一直忙了三个小时。强老师在办公室待得有些憋闷，就想到外面透透气。可是没过一会儿，他又被批评说不在岗位。当时，周围的老师一再和主任解释说强老师只是在外面透气，刚刚出去，但主任愣是一句话也没听进去。说来也巧，本来主任一天检查一次就可以了，谁知道他却心血来潮，一天检查了三次。每次来检查，强老师都不在。而且，只要谁不在，就立刻进行点名批评。所以，强老师很无奈地一天被批评了三次。

强老师心里很不是滋味，一天被批评三次，自己可能是学校的第一人。起初自己接的这个班在学校一直排名靠后，被所有老师认为是一个"烫手山芋"。后来，他决心改变大家的看法，给自己的学生树立信心。于是，他每天五点多就起床，和学生待在一起，给他们辅导课程，解决他们学习或生活上遇到的各种问题，总是到晚上十一点多才能休息。他的这一番辛苦总算没白费，学生各个方面都有了很大的起色。他一直觉得，只要学生能好，就什么都值，又不是让领导夸了才算好。想到这里，强老师就觉得自己满腹委屈，他埋怨领导怎么不看成绩，就关注老师是否坐班这种表面功夫。

主任平常也不检查，今天却查了三次，强老师办事不顺利，还被主任点名批评。他觉得自己今天不知道是倒了什么霉，没有一件事情是顺心的。有时候，当我们某一天开始倒霉的时候，会事事都不顺利，没有一件事情是能做成的。你是否也有过这样的感受和遭遇呢？

2. 你越害怕的事情，越容易发生

在现实生活中，我们越害怕发生的事情，就越会发生。比如我们急需出门办事而希望不要拿错车钥匙时，结果往往是拿错了车钥匙；当我们兜里揣着 100 元的时候，希望它不要丢了，就一直摸它，可结果还是丢了；我们每一个人都渴望成功，害怕失败，但我们越害怕就越容易失败。为什么呢？因为我们害怕某件事情发生，就将自己全部的注意力放在上面，结果就会犯错，进而促使事情真的发生了。

小朱出生于一个普通家庭，父母靠打临时工供他读大学，家里几乎没有任何的积蓄，就连父母很早以前攒的一点钱，都被他上学给花掉了。好歹他还算争气，大学一毕业，就凭借个人的能力应聘到一家不错的公司；而且待遇相当的好，两年的时间他存了一笔钱。后来，因为市场不景气，他们公司撤出了中国市场，他也就失业了。

后来，他就想用自己手里的这些钱做点小生意。于是，他四处调研，可是当一切准备就绪以后，他又畏首畏尾了。一直害怕自己失败的小朱依然没能勇敢地尝试，在他的犹豫下，时间一天天地过去了。他的积蓄眼看越来越少，他想要是再这样下去，自己一定会被饿死的，于是还是决定去找工作。

可是，当小朱想重操旧业的时候，却发现自己已经跟不上这个行业的新要求了。最后，他就随便找了一个厂子，去打打临时工，先解决一下自己的温饱问题。

其实，在现实生活中有很多像小朱一样的人，他们常常在打工和创业之间举棋不定。最后，不仅没去创业，还耽误了自己的工作，最终一事无成。小朱后来逐渐意识到自己的问题——总是担心太多，没有勇气迈出第一步。所以，他暗自下决心在下一次机会来临的时候，自己一定要抓住。

小朱因为一直害怕失败，便整天郁郁寡欢，什么也不干，最终真的就像一个失败者一样。但是，当他意识到这一点的时候，便开始行动起来，果然付出的努力没有白费。他在文具厂工作了一段时间后，发现可以代理厂里生产的文具。因为小朱平时工作特别认真，和领导们的关系也非常不错。先前与领导吃饭的时候，就听说厂里想寻找文具代理商，而这无疑是自己的一次机会。他思考再三，便去找领导谈了一下自己的情况和想创业的想法。

因为对他印象极好，又很相信他的为人，领导就答应他可以先付一部分的定金来提货，等他赚了钱以后再把余款补齐。就这样，他迈出了第一步。他的文具店选在了学校附近，开张后收入相当可观。这让小朱非常高兴，很快就付清了厂家的货款。

只要勇于迈出第一步，就是失败了，也会为你以后的成功积累宝贵经验。小朱就是因为一直怕这怕那，让自己深陷恐惧中，导致状况越来越糟糕。在遇到困境时，只有积极想办法，你才可能抓住隐形的机遇获得成功。否则的话，你只能因为害怕失败，整日幻想那些不好的事情会阻碍自己前进，最终与机遇擦肩而过。

3. 成功总是不为人知，失败常常众目睽睽

我国古代有一位名叫左思的诗人，他是西晋时期的文人。他开始时一直被人嘲笑，直到后来创作出《三都赋》，才慢慢开始被人尊重。

左思在很小的时候，就因为口齿不清，其貌不扬，学习成绩又一般，而常常被同学嘲笑。甚至，连他的父母都觉得左思没有一点儿优点，对他

不抱任何希望。可是，他从来不觉得自己会真的没有作为。等他长大了些，他就想写一篇关于赞美魏、蜀、吴三个国家都城的文章。当他的同学得知他有这种想法后，一片哗然，个个来嘲讽他。有的人说："要是你能写出这样一篇优秀的文章来，那我们所有人就都成为大文学家了。"最后，果真应了他的同学的话，他费了好长的时间都没能写出满意的东西来。周围人都跑来看他笑话，他们觉得他真是不知道天高地厚。

左思听了之后，感到十分沮丧。他心想自己不就是想写一篇文章表达想法吗，可是为什么每个人都来嘲笑自己呢？而且，好像所有人都知道自己写不出东西来。他颓废了几天后，还是决定继续写下去。他要证明给那些嘲笑他的人看，他一定可以的。

他关上了自己的房门，谢绝了与所有人的来往。每天都是深居简出，阅读大量的书籍，进行很细致的调查，并将所有相关的资料都整理出来。然后，他开始专心地构思。创作中，他简直达到了忘我的状态，他在自己家里的每一个角落都放好了纸，以便于他有什么想法都能够随时做记录。就这样，他耗费了整整十年的时间，通过自己的不懈努力，最终写出了《三都赋》。

过了很多年，后人才无意中读到了《三都赋》，觉得这是一篇佳作，并广泛传颂。而当时嘲笑他的人，早就不知道去了哪里。

托马斯·布朗是英国著名哲学家，他曾经说过："当你在肆无忌惮地嘲笑别人的缺点的时候，殊不知那些缺点也同样在你的心里嘲笑你。"是的，人们常常喜欢成群结队地去看别人的失败，却没有想过有一天别人会受到一次次失败的激励而获得成功。这样的事例不止发生在古代，在现代也同样存在。

有一位名叫小刚的男孩，他几乎被大家认为根本就不应该来学校上学。因为他的功课没有一门是及格的，他几乎是学校的个例，根本没有人像他一样不好学。所以，他的大名在学校几乎是人尽皆知。因为他的各门功课都亮红灯，同学们还给他起了一个外号，叫"笨小孩"。上了初中以后，他的数学和英语成绩惨不忍睹。他没有一样东西是擅长的，也没有人愿意和他成为朋友。

小刚在大家的眼中，就是一个典型的失败者。可是，他却对画画情有独钟。他的父母看到他对画画感兴趣，就决定把他送到国外去学习。没想到，小刚真的开始用心去做一件事情了。他把自己全部的时间和精力都用到了画画上，之后的他小有成绩。毕业之后，他被一家公司看中，并且签了长期合同。当年的那些同学，可能永远也不会知道小刚现在正在从事着一份自己喜欢的职业，成功做好了一件事情。

4. 为什么别人总比你活得更精彩

打开朋友圈，我们很容易就能看到别人的生活：A. 在海滩度假，阳光、海水、沙滩、美食；B. 在参加行业高峰会议，金碧辉煌的宴会厅、严谨专业的氛围、高大上的行业专家阵营；C. 在晒豪宅、豪车、名表、名包，放眼望去一派上流社会的景象；D. 在晒婚纱照，体贴的爱人，满屏都是爱情的甜蜜；E. 在晒娃，小天使纯真可爱，游泳照、旅游照、各种贵族式课外班照……

而令人感到糟糕的是，刷朋友圈的我们往往过着白开水式的日子，要么是在加班间隙，要么是周末百无聊赖地宅在家里，巨大的生活反差不禁令人感叹：为什么别人的生活都那么精彩，而自己的生活却暗淡无光呢？为什么人人都比自己混得好，比自己活得精彩呢？其实，你完全不必有这样的烦恼，事实上你在朋友圈里看到的并不是完整的真实的世界，我们之所以总觉得别人比自己过得好，主要有以下两个原因。

（1）人人都戴着伪装的面具。

著名心理学家荣格提出了"人格面具"理论，即一个人公开展示一面，其目的在于给人一个好的印象，以得到社会的承认，保证能够与人，甚至不喜欢的人和睦相处，实现个人目的。换句话说，我们在朋友圈里看到的那些光鲜的场景、高大上的画面都是对方经过刻意挑选、美化再展示出来的，如此一来我们看到的就是被美化、修饰、伪装过的样子，所以自然会觉得别人的生活质量高自己一等。

（2）以偏概全效应在发挥作用。

通过朋友圈了解别人的真实生活，基本等于盲人摸象，我们很容易被眼前看到的局部画像迷惑，从而以偏概全地认为别人每天都是如此的生活状态。度假固然很美妙，但一年 365 天，又有谁能天天度假呢？我们往往只看到了对方度假时的轻松惬意，却忽视了他们绝大部分时间在辛苦努力地奋斗。

以偏概全效应非常有趣，它让我们看到别人买奢侈品和买菜一样，但也会让我们忽略对方刷爆信用卡的事实；它让我们看到别人幸福美满的家庭生活，同时还会把夫妻吵架争执的场景掩藏起来；它让我们看到别人事业上的飞黄腾达，同时把努力、流汗的过程简化到轻而易举……

这个世界上从没有无缘无故的成功，也从没有无缘无故的富有，即便那些天生好命的"富二代们"，要想戴上"王冠"，也要先承其重，更不用说我们身边同为普通人的朋友、同学、同事了。

你在朋友圈里看到的他人的生活状态往往并不是对方真实的生活，既然如此，我们又有何要羡慕的呢？别人的生活再精彩，最多也只能丰富一下你人生路上的风景，所以还是抓紧时间赶自己的路吧！可是，我们究竟怎样才能远离朋友圈带来的心理失衡呢？

（1）适当远离朋友圈。

一天只有 24 小时，你每天用来刷朋友圈的时间，别人都用来奋斗，所以你才会突然吃惊地发现：原来比你懒的人也练出了好身材，原来字比你丑的人居然写得一手好字，原来收入不及你的人竟然一下子就变成了千万富翁……适当地远离朋友圈，你才能有更多的时间，你才能不被羡慕蒙蔽了双眼。

（2）请活在真实的世界。

网络是一个神奇的地方，各类论坛上动不动就出现某某人做某事月入

10 万的信息，如果你一直活在这样的虚拟世界里，那么只能陷入"我怎么这么差""我简直是个不折不扣的失败者"的负面暗示中，久而久之你就真的会变成失败者！活在真实的世界里更有利于你提高自己的执行力。

5. 你不愿意相信的，往往就是事情真相

一位哲学家在课堂上拿出了一个苹果，问自己的学生："这个苹果是我刚刚从果园里摘到的，大家闻闻有没有香味?"哲学家拿着苹果走到第一位学生的面前，这位学生毫不犹豫地说："闻到了。"然后，哲学家又依次走到每一位同学面前，让他们去闻苹果的味道。最后，绝大多数同学会回答说闻到了苹果的香味，只有三位同学在犹豫。他们可能在想："老师都说是从果园里摘来的苹果，而且大家都闻到了苹果的香味，那么就一定不会错的。说不定，是自己鼻子不灵了，突然没闻到而已。"

之后，哲学家告诉学生："其实，这个苹果什么味道也没有，因为它根本就是一个假苹果。"大家纷纷表示不相信，这怎么可能呢? 哲学家把苹果拿给学生，让他们仔细看一看。学生这才发现原来这个苹果真的是假的，它竟然是用蜡做成的。可是，学生们依然不肯相信，自己刚才明明闻到了味道。

哲学家一开始说这是一个他刚从果园摘的苹果，而且第一位同学又说闻到了苹果的香味，所以，大家在潜意识中就已经认定这个"苹果"是有香味的。尽管后来哲学家告诉学生这个苹果是假的，并且学生还进行了验证，可他们依然难以相信事实。

我们会因为蘑菇长得美丽而去采摘它，尽管有人说它带着剧毒，可我们依然不肯相信，最后可能会真的吃到有毒的蘑菇。我们一直都觉得奶粉非常有营养，根本不愿意相信它里面会掺杂三聚氰胺。有人说林肯总统家里的农场有一块看上去非常巨大的石头，于是大家便口口相传，真的认为是这样的。在现实生活中，有着许许多多这样的事例。人们只愿意去相信自己所认为的，就算发现事实并非如此，也不愿意去相信所谓的真相。

如果有人突然跑到你面前告诉你土豆曾经是禁果，你一定会说："这怎么可能呢？"土豆在我们生活中是一种特别常见的蔬菜，它物美价廉，人们自然不会相信它是禁果。可事实上，它有一段时间被人们认为会危害健康，一直都不敢食用。

世界上许多东西远远超出了我们的想象，放弃头脑中固有的偏见，才容易获得非凡的见识与公正的判断。因此，永远保持好奇心与包容的胸襟，就能不断增加智、识。

6. 引以为傲的优势，常常也是失败的罪魁祸首

有一家保险公司发行了 500 万美元的彩票。然后，他们挑选了一半彩票随意发给自己公司的员工，剩下的彩票由买彩票的人自己来挑选，而每张彩票的销售价格都为 1 美元。等到临近开奖的那天，公司派专门人员去向购买了彩票的人收购他们的彩票，因为是朋友急需，希望他们可以通融一下。那么，这些购买了彩票的人究竟会用多少价格来出售自己现有的彩票呢？

最终，公司将收购价分为两种：由彩票持有者自己选购的彩票，公司会以 8.16 美元的价格收购；而不是由彩票持有者自己选购的彩票，公司会以 1.96 美元的价格来收购。定两种收购价格，是因为那些自己挑选彩票的人自信地认为，自己所挑选的彩票中奖率远远高于别人给自己的彩票。

其实，彩票中奖的概率是一样的，这与是你自己挑选的彩票，还是别人为你挑选的彩票无关。彩票中奖是一个偶然事件，人是很难改变它的。虽然，我们都明白其中的道理，但还是自信地认为由自己精心选好的彩票，中奖率会高一些。

由此我们也就明白了为什么会有那么多的人深陷赌博而不能自拔，最终使得自己家破人亡。这一切都归根于他们太过自信，反而害了自己。

汉朝时期，有一个名叫夜郎的小国家，其国土面积非常小，人口也相当少，物产资源更是少之又少。但是，因为它邻近的地区迫于夜郎王的威

严，就一直以夜郎为尊，所以夜郎王就自以为是全天下最大的王，根本不把汉朝放在眼里。而汉朝怕动武伤害民众，所以一直没有出兵征伐。

有一天，夜郎国国王同他的下属外出巡查，他看着自己的大好河山，便问手下的人："全天下哪个国家最大？"他的下属为了奉承夜郎王，便说夜郎国最大。没想到，国王竟然相信了他们的话。等到汉朝的使者来访时，他本想炫耀一下自己的国威，于是就问使者："夜郎国与汉朝相比，应该差不多吧？"这一问，使者一时间不知该如何回答。其实，夜郎最多和汉朝的一个小县一般大，怎么会和汉朝一般大呢？也不知道夜郎王是哪里来的自信。

夜郎王凭借自信，曾经征服了周边比自己国家还小的地方。但他由于不自知，最后闹出了笑话，而这种无知也预示着其国家即将灭亡的命运。自信固然可贵，但同时也要避免过度自信，过度自信就会变成自负，进而使自己之前取得的成绩付诸东流。所以，我们曾经自以为是优势的，常常也会成为我们前进道路上的绊脚石。

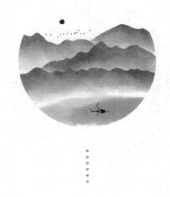

第七章

当你慢慢变老，时间也会跟着加速

小时候，时间过得很慢，我们总有那么多时间玩耍；长大后，时间过得很快，我们还没来得及喘口气，一年就过去了……究竟哪一个才是真实的呢？

1. 开心的时间好短，伤心的时间很长

你一定有过这样的经历：当你工作疲乏时，会觉得时间过得特别慢，不管怎么打发时间，离下班的时间点还是差一大截。可是，如果出去和朋友逛街购物，即便什么东西都没买，却很快就到回家的时间了。倘若出去旅游，更是感觉一天没逛什么景点，天就已经黑了。因而人们可能会这样认为：开心的时候，时间如流水般快；而伤心的时候，时间却怎么也打发不走，感觉度日如年。

在一个孤岛上，曾经生活着一个小部落。有一天，部落里发生了一起杀人事件。部落首领为了查出谁是凶手，便请来了一位巫师。其实，在巫

师到来之前，首领已经根据相关线索锁定了几位嫌疑人，却迟迟无法判断谁是真正的凶手，于是便请来了巫师。巫师拿出早已准备好的"毒液"，分给了所有的嫌疑人，并告诉他们："瓶子里的'毒液'虽然具有毒性，却不会致人死亡，而且这种'毒液'只对凶手有作用，其他人喝了无恙。"

最后，大家都将毒液喝下，并继续去忙自己的事情，但只有一个人因为深陷"毒液"带来的恐惧之中，每天都郁郁寡欢，度日如年。因为实在承受不了内心的折磨，又害怕自己死掉，想向巫师寻求解药，便主动去投案自首了。首领看到有人来自首，便告诉了他实情。其实，他们那天喝下去的并不是什么毒液，这只不过是找出凶手的一种方法而已。

其实，"毒液"对于清白的人来说是不会有任何影响的，他们依然会开心地度过自己的每一天。但"毒液"就算没有毒也会让凶手感到害怕，每天承受着巨大的心理压力，觉得度日如年，最终露出马脚。

还有霍金，相信有很多人都非常熟悉。他在很小的时候便对自然科学极其感兴趣。上了大学以后，他坚信肯定会有一套理论，能够清楚地解释宇宙万物。可是，很不幸的是，他在 21 岁的时候被告知患上了不治之症。听到这个消息的时候，他整个人都蒙了，自己还没有揭示出宇宙的奥秘，怎么可以就这样离开人世呢？在后来的很长一段时间内，他都意志消沉，等待着生命终结时刻的到来。说也奇怪，他每天都特别伤心难过，每天都盼望黑夜快点到来，可是连时间都好像跟他作对——过得特别慢。

在特别失望的一天傍晚，他做了一个梦。在梦里，他清晰地看到自己正在帮助一些需要帮助的人，看着他们的笑脸，自己也非常满足。从梦里醒来后，他决定重新站起来。医生告诉他说他只能再活两年的时间，他想自己还可以利用这段时间做很多事情。于是，他又开始沉醉于他的研究中，他让自己努力不去思考自己的疾病。同时，只要自己可以完成的事情，他从来不会去麻烦别人，他要证明自己依然可以正常生活。

的确，当他改变自己的心态，变得乐观开朗之后，时间一年年地很快就过去了，他并没有让当年那位医生的预言成真。虽然病魔让他痛苦万分，把他束缚在了轮椅上，但他依然选择勇敢乐观地面对，做着自己喜欢的事情，每一天都过得特别充实，时间也过得特别快。

在生活中，我们会有各种各样的经历，拥有不计其数的小情绪。但开心是一天，伤心难过也是一天，既然如此，何不开心度过每一天呢？而且倘若你能够开心地去完成自己的工作，就会发现时间过得特别快，感觉没工作一会儿就下班了。而如果愁眉苦脸地去工作，会觉得怎么熬都熬不到下班时间，会觉得是公司的表出了问题。所以，合理掌控自己的情绪，踏实过好每一天才是我们应该做的。

2. 迟到定律：时间越充足，越容易迟到

小新上班总是迟到，并且她每次都会找各种各样的理由，比如定好的闹钟没响，家里的水管在出门前突然坏了，自己今天不舒服，等等。这些看似冠冕堂皇的理由，不会阻止老板扣她的薪水。她也不知道为什么自己就不能准时到单位上班，出门前总会被各种事情缠身。自己本来业绩就不好，现在又被扣了这么多薪水，还拿什么来养家糊口啊，这着实让她发愁。

难道别人就没有碰到突发事件吗？他们为什么依然能够准时来上班呢？其实，小新每天醒来也非常早，但就是赖床不起，挣扎半天好不容易起来，又折腾这折腾那，结果就迟到了。刚开始，老板也没说什么，就随她去了。后来，她慢慢养成了这种无论时间多么充足，都要迟到的坏习惯，而且她找的那些借口再也不能说服老板了，就受到了处分。

很多人都觉得事情很多，自己的时间根本不够用。可是，就算时间很充足，你也许还会因为一些杂事而耽误正事。你若没有形成良好的时间观念，总是走到哪一步算哪一步，从来不对自己的时间进行合理的安排，那你的将来不会太好。

倘若你今天与朋友约好去看电影，但总是觉得时间还早，不愿意提早收拾出门。当你卡好时间准备出门的时候，根本不会想到路上会堵车。等你到了影院后发现电影已经播放了，恰好这部影片最精彩的一个看点就这

样因为迟到而错过了。时间永远不可能停下来等你，你拖延了多久，就会被时间甩多远。

当你正在与朋友聊天喝下午茶的时候，你手头的工作就快到最后期限了，再不加速行动就要迟交了。你一看钟表发现时间还很充足，但其实你已经没有时间了，你的时间正在被你一步步拖延消耗。

作为一名拖延者，即使时间特别充足，也会被你一点点消耗掉。在开始一件事情的时候，你总会不紧不慢，而当最后期限临近的时候，才想要开始忙碌，却又会被一些突发事件所阻挠。就这样，这件事情不能如期完成，被拖延到了下一天。

所以，不要让自己养成拖延的习惯，而应充分利用自己的时间，高效地完成任务。对于一个公司的领导而言，他们并不喜欢办事拖沓、一直为自己找借口开脱的人。在他们心里，这种人是不会有什么大成就的。其实，我们知道每一个借口都只是让我们暂时逃避了所要面临的困难与责任，让我们暂时获得了心理安慰。可是，这种暂时的心理慰藉会让我们不以为然，得寸进尺，拖延成性。

一个优秀的人才是不会找借口的，他们对于上司安排的任务总是能够出色地完成，为自己赢得宝贵的时间。而在生活中，他们也会去积极应对一切问题，甚至还会预测有可能出现的危机，并想办法提前处理。这样，他们的工作会越来越顺利，生活也越来越简单，根本不用担心时间不够等问题。

3. 为什么等待的时间总是那样漫长

在生活中，我们常常会陷入无止境等待的苦恼中，眼睁睁地看着时间就那样被慢慢消耗掉。在等待的时候，我们总会觉得时间过得太慢，总会感到特别无聊、心烦和孤单，这应该是绝大多数人有过的感受。

每年年末时，车站的人总是络绎不绝，有学生族，也有打工族。他们都迫切地想买好车票，回家与家人团聚。于是，买票便成为大家最发愁的事情。看着长长的队伍，大家只能选择耐心等待。在排队等待的过程中，大家或许能够听到售票员在敲打键盘售票的声音，或许还会听到周围人在议论着的话题。

面对着一张张陌生的面孔，再看看大屏幕上所显示的剩余票数和自己手里紧握的票钱，你不禁开始担心自己拿的钱会不会被偷走，等轮到自己的时候会不会买的是站票，甚至票都被卖完了。这时，因为生怕买不到票，你变得无精打采起来，而且身心俱疲——不仅忍受着排队时身体上的折磨，还承受着买不到票的煎熬。因此，买票时的等待显得格外漫长。

当我们终于买到票可以踏上回家的旅程时，又必须进入候车室等待检票上车。候车室里，可以看到一排排的座位都坐满了等候上车的人。在等待中，人们难免会产生抱怨和不满的情绪。人们会觉得明明距离上车只有半个小时的时间，可是好像已经等了 5 个小时了。时间在等待的过程中，似乎比蜗牛爬得还慢。

在等待的时间里，有的人拿起一本书或是一份杂志来打发时间，这倒会让时间过得相对快一些。有的人会摆弄手机玩游戏、看影视剧，可是又担心手机会没电，接下来的时间更难度过，所以也不敢多玩。最痛苦的等待就是什么也干不了，只能东瞅瞅西瞅瞅来消磨时间，或是偶尔听听旁边人的对话，看能不能插上话。听着播音员动听的声音，看着屏幕上的显示，自己的车依旧没有进站，这总是让人感到很无奈。

"××次列车开始检票"的字眼响起时，人们所表现出来的是好不容易能上车的神情，而不会有人说自己还愿意在候车室等一会儿。好不容易上车了，可以结束等待了，可是难免还需要等待几分钟。因为每趟列车都不一定准时准点开，这时又会有一些人怨声四起，甚至破口大骂，这显然有些小题大做了。等待的时间越长，越容易让人们的情绪暴躁起来。

去银行办理业务，我们首先要做的一件事就是取号排队，等待工作人员叫号办理。人们不仅可以坐在舒服的座椅上，还可以吹着空调，享受着免费网络。可是这种舒适的氛围并不会让人觉得时间过得有多快，人们还是会觉得时间太过漫长，抱怨业务员办事效率低，要是耽误了自己的事情就更加气愤了。他们恨不得可以立即轮到自己，处理自己需要办理的业务，迅速摆脱这种让人等待的环境。

生活中还有很多需要等待的场面，比如去餐厅吃饭，赶上高峰期的话，就需要等；开车着急上班，碰上堵车的话，还得等。其实，在等待中我们应该学会转移自己的注意力，让自己觉得等待的时间其实也没有那么难度过。

4. 时间真的会跟着年龄增长不断加速

当我们处于孩童时期时，并没有觉得时光如流水般在流逝，每天只知道与小伙伴们嬉戏打闹。再大一点的时候会去学校读书，没有多余的烦恼，也不会去思考时间过得快还是慢。之后，伴随着年龄增长，我们身边重要的人慢慢离开，今天要做的事情总感觉怎么也做不完，这才意识到时间在随着年龄增长而流逝。我们会时不时地感慨一番：时间过得也太快了，一天简直就是一闭眼一睁眼的过程。在校园的美好时光还没有享受够，就要面对来自职场中的各种压力了。

当自己真正意识到时间的重要性，并想好好珍惜时，却觉得它总是稍纵即逝。当我们迫切地想在工作中取得一点儿小成绩，决定认真努力去工作的时候，却发现自己一整天好像什么事情也没有做成，时间就那样匆匆忙忙地溜走了。这难免会让我们觉得有什么东西偷走了时间，要不然时间也不会过得如此之快。当然不会真的有东西偷走时间，每个人都同样地拥有一天 24 小时。只是长大后的我们有众多杂事缠身，不能够专注地去做一件事情了，所以会觉得时间特别不够用。

曾经有一位专家进行了一项调查，他的研究对象为工作忙碌的经理人。为了得出一个准确的结论，他跟踪了他们十年之久。最终，他发现虽然每位经理人看起来都非常忙碌，但他们中有90% 的人每天都会把很多时间浪费在无用的事情上，也就是说他们虽然很忙碌，但大部分时间是在做无用功。而剩余的那些经理人则可以利用有限的时间将自己的工作完成，甚至有时候还会制订好下一阶段的工作计划。同样的时间，有人会觉得时间不够用，而有人却能够将时间合理利用，这完全取决于他们对时间的不同管理。

在现实生活中，时间对于每一个人都十分重要，但总会有一些琐事浪费掉我们的宝贵时间，让我们不自觉地认为时间随着年龄的增长在不断加速。比如当我们需要开始工作的时候，总会发现自己需要的资料还没有准备好，于是便开始东找西找，时间就这样在找东西的过程中一步步溜走了。而且，当我们开始懒散，将今天的事情拖延到明天的时候，也会觉得时间不够用。那么，究竟是什么样的问题使我们觉得时间在加速流逝呢？

（1）不能够合理安排工作。

有些人明明能力有限，连自己手头上的工作都做不好，但为了出风头，在上司面前表现，常常是大事小事全包。最后，不仅没有把自己的本职工作做好，耽误了时间，而且还把其他任务也耽误了。这种人不仅不会得到上司表扬，还会被痛骂一顿。所以，一定要学会合理地安排工作，先把自己手头上的工作做好，再去做额外的工作。

（2）不能明确工作目标。

有些人容易心浮气躁，做一项工作时觉得麻烦，就会转手去进行另一项工作，不能克服困难，最后什么也做不好。这就是因为不能够明确自己当天的工作目标，专注地去做一件事情，最终一事无成。

（3）不能够严格要求自己。

本来一项工作可以在一周内完成，但因为开始几天总是拖着不做，等到期限快结束的时候才开始着急，最后完成的时间超过了原先预计好的时间。这就是因为太放纵自己，不能严于律己，最终养成了办事拖拖拉拉的习惯，并让时间就那么轻易地溜走了。

时间会随着年龄增长而加速，是因为我们小时候不用想太多，只要做好一件事情就好。而长大后的我们，需要面对各种各样的事情，处理和协调各方面的关系，这都需要时间。但只要我们懂得如何管理时间，还是可以在有限的时间内取得傲人的成绩。

5. 我们往往没时间一次做好，却有时间返工

克劳士是一名质量管理大师，他曾经说过："要学会第一次就把事情做对，不要总是花时间去返工。"这句话至今被人们当作至理名言所奉行着。在第一次完成工作的时候，就应当努力去做好。可是，有很多人却不以为然，做事马马虎虎，被老板否定之后，才开始静下心来返工重做，这样常常会影响后续事情的进度。

肯德基是一家快餐店，在进入中国市场之前，该企业曾特意派一名执行董事来中国进行实地考察，以了解中国的市场前景。这位董事来到了北京街头，看到北京的大众穿着普通，就凭自己的感觉草草做了判断。他因为不适应北京的气候，匆匆忙忙就回去打了报告。

他说："中国人的消费水平太低，炸鸡在中国根本无利可图。想吃炸鸡的人很多，真正去购买的人却少之又少。"老总问他做出这种判断的依据是什么，他说当他第一眼看到北京老百姓的穿着，就不自觉地做出了这样的推测，也没有进行调研和考察。老总听到这样的话，特别生气，很快对他进行了降职的处分，理由是工作不称职。

他为了弥补自己工作上的纰漏，再次请求公司给自己一个机会，希望将功折罪。不久，他又被派往北京进行实地考察。这一次，他没有像之前那样武断，而是拿出秒表在街道上对行人的流量进行测算。然后，他又让自己的随行人员邀请500位行人来品尝炸鸡，这500位行人的年龄及职业都各不相同。

品尝结束之后，随行人员就炸鸡的味道、价格及店面的设计等方面询问了他们的意见。稍后，他们又对北京的鸡、油和面等进行了详细的调查和分析。最终，他们认为北京市场的潜力还是很大的。虽然每只鸡所产生的利润很小，但是中国的人口多，消费群体很大，这样计算下来仍是有利

可图的。

他们回总公司打了报告后，就决定在北京先开一家店试一试。结果，开店还不到一年的时间，就获利 250 多万元，这让所有员工都兴奋不已。如果第一次能认真考察，就不会耽误那么多可以赚取利润的时间了。

人们虽然都明白这样的道理，但真正实施起来却非常困难。有一次，所有人都在为完成工程而紧张忙碌着，恰巧有一位师傅需要一把扳手，就让身边的徒弟去库房帮忙找一下。他等了很久，才见徒弟气喘吁吁地跑回来说："这扳手实在是太不好找了，我在库房里找了半天。"其实，扳手一下子就找到了，徒弟只是借故休息了一会儿。

师傅一看徒弟拿回来的扳手并不是他需要的，就问徒弟："你跟我这么长时间，难道不知道哪一步需要哪种扳手吗？"徒弟这才意识到自己拿错了扳手，他向师傅仔细询问了细节，再一次返回库房去拿扳手。本来之前歇了会儿，积攒了点儿精力，这下因为拿错又得返回重拿。因为看到师傅生气了，徒弟找到扳手后，就立马奔了回去，一刻也不敢停留。就因为自己没有一次性做对，这样来来回回地奔跑，让自己感觉更累了。

在工作中，我们常常不能第一次就把工作做好，而要一次次返工才能完成，这是很不明智的。刚开始工作就草草了事，不仅会耽误自己接下来的工作，让自己耗费更多的精力和时间，还得不到上司的重用。最后，就算个人有一定的能力，也不能很好地发挥出来。

6. 花费的时间常常比我们预计的多一点

小马毕业后，应聘到一家公司工作。他工作一直都非常努力，事事都亲自去动手，每天工作十几个小时，也从来没有一句怨言。有时候，他甚至连周末休息的时间都没有，就连法定的节假日，他都在办公室里加班。而且，他与同事的关系也非常好，大家对他都很支持。终于"功夫不负有心人"，他很快就升任为客户服务主管。

可是，只有小马自己心里清楚，他虽然一整天都在忙，却忙得没有意义，没有丝毫的成就感。他常常会感叹："时间太不够用了。"他完成任务的时间都会比自己预计的时间要长，这也导致他常常要加班来完成工作。

有一天，小马的上司告诉他自己下周需要出席一个会议，但因为自己临时有事，就决定派小马去参加。上司告诉小马在会上主要报告一下公司来年的工作计划就好，希望小马可以好好准备，抓住这次展现自我的机会。小马从上司的办公室出来，心想终于有一展拳脚的机会了，自己一定要利用接下来的时间认真准备，在各位股东面前好好表现一下。

接下来的几天，小马一直都忙这忙那，根本没有时间准备报告。每次忙完的时候，他又想着反正还有时间，自己快累死了，先稍微休息会儿吧。等不忙的时候，他又觉得办公室的环境不够安静，想等大家都下班离开再好好构思，时间就这样一天一天地过去了。开会的时间慢慢接近，他才意识到自己必须要准备了，因为明天就要开会了，再不准备，一定会出丑的。于是，他决定自己接下来的一天什么也不干，就专心准备报告。

他早上 8 点就到了办公室，准备大干一场。正当他准备开始的时候，电话铃声响起了，原来有位朋友的叔叔要装修新家，想让他帮忙上网查一些资料。他想自己之前欠了朋友人情，这次不好拒绝，而且下午自己还有时间准备，就答应了朋友的请求。给朋友查完资料后，发了一封邮件，一看已经到了饭点，就去和同事吃饭去了。

下午回到办公室想准备报告的时候，又被总经理叫到办公室，说是有人投诉，正好相关工作是小马负责的。所以，他又被总经理派去调查事情的原委，并在下班之前写一份调查报告交上来。小马心想反正下班后还有时间写明天开会要用的报告，就先去处理投诉事件了。等他了解了事情的原委，让被投诉的员工作了深刻的检讨，并向总经理报告了处理结果，就快到下班的时间了。

他忙了一天感到非常疲惫，又想着要回家吃饭，于是就决定回家写报告。因为正好是下班的高峰期，路上有点堵，他回到家已经 7 点多了。等吃完饭，放松了一会儿，时间就不早了。他越来越着急，可是越急越写不出东西，最后他决定先睡觉，明早起来再说。他早上 5 点醒来，写了前半部分后，发现有资料落在了办公室，就急急忙忙地往办公室赶。赶到办公室后，才用了 1 个小时就把后半部分写完了。还没来得及检查，就去开会了。

本来，小马想做出一份让所有人都称赞的报告，可是因为自己的拖延，没能做好准备。报告准备得如此仓促，结果可想而知。我们在处理问题时，一定要分清主次，好好利用自己的时间，在规定的时间内完成任务。而不应该给自己找借口，拖延时间，让自己手忙脚乱。

中 篇

墨 菲 法 则

只有与错误共生，才能更好地迎接成功

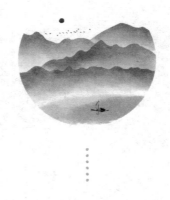

第八章

职 场 智 慧 : 越 想 发 火 的 时 候 , 越 要 微 笑

> 在职场上，生气发火永远解决不了问题，如果你不想惹怒老板，如果你不想得罪同事，如果你不想丢掉客户，那么越是愤怒的时候，越要微笑。

1. 越加班的人，越不会得到重用

有很多人都把"天道酬勤""付出就有回报"等名言作为自己人生的座右铭，在他们看来，只要工作的时间越长，就越能向上司证明自己努力了。因此，他们在认真努力地工作了 8 小时之后，还会主动留下加班，有时候甚至会加班到很晚才离开公司，只有这样他们才会觉得自己这一天过得非常充实。可是，你是否曾经有过这样的感受，即使每天加很长时间的班，也很难受到上司的一句夸赞；相反，那些每天准时上下班，从来不会在公司多待的人，反而能够受到上司重用。

一位高级职员就职于北京的一家互联网公司，他就是一位典型的加班族。这位职员每天都需要延长工作时间，才能够顺利完成自己的工作任务。老板也注意到他经常加班，有一天，便找他谈话。他开始时还在心里想，老板应该是注意到了自己的努力，要表扬自己，便欣喜地朝老板的办公室走去。

但是，对于他的这种延时工作，老板并没有给予表扬，同时还非常严厉地指责他："每个人的工作任务都是一样的，别人都可以在上班的时间内完成，你却需要加班来完成，你的工作效率相比别人实在是太低了。而且，你每天加班时，公司有许多的资源也在被耗费着。倘若你的能力真的有限，不妨考虑重新找一份可以胜任的工作。"谈话结束后，他非常沮丧。

后来，公司就把"禁止员工加班"这一条要求，加入到了员工守则中。并且，公司的老板告诉员工，加班并不一定会得到公司的重用，公司需要的一直都是能够高效率完成工作的人。而且，加班是没有额外酬劳的，同时还占用了更多的个人时间。既然这样，高效地完成本职工作，不仅可以实现自身价值，为公司创造一定的利益，还能够得到老板的重用，何乐而不为呢？

有人不理解，为什么自己努力加班工作受到老板的批评，自己又没有要额外的酬劳，这么出力不讨好太不公平了。其实，认真想想加班不一定代表你努力了，而不加班也不代表就没有努力。所以，我们也就可以理解老板为什么不希望员工自行加班了，而且工作时间的延长确实会带来一些消极的影响。工作时间的延长代表着我们能力的低下，缺乏计划性，这样就会使企业的竞争力被削弱。

所以，排除一些比较特殊的情况，一些著名的企业是不会要求员工加班的。例如，惠普公司就要求员工："当天安排的工作任务，要在有限的工作时间内完成，不要给自己和别人造成额外的负担。"倘若只是想借助长时间的工作来一味地消耗时间或是给别人做样子，这样不但不会为企业创造效益，个人能力也无法提升。

工作时间的长短与否，并不能决定我们的努力程度。也不要认为这种加班可以迷惑老板。倘若同样的工作任务，你无法在规定的时间内完成，只有延长时间才能够完成，这就说明你的个人能力不足。同时，延长了工作时间还表明你没有提前规划好自己的工作，这说明你工作不认真。假使工作过于繁琐复杂，超出了你的个人能力范围，就应该向上司提出有效的建议和修改方案，而不是逞英雄，去浪费时间完成根本不可能完成的任务。

加班的员工并不会被老板所重视，他们常常会让老板觉得他们不是一个优秀的员工，工作效率比别人要低很多。所以，如果不是老板要求大家加班，而只有你一个人的工作时间延长了，就应当提醒自己小心被淘汰了。老板对你的重视程度取决于你是否可以高效地完成工作任务，并且是否可以为公司创造巨大的效益。所以，在有限的时间内，高效地完成工作任务是至关重要的。这样的功劳可比你累死累活地延长工作时间要有用得多。

2. 工作偶尔偷懒时，总是会被老板看见

小顾是一个初入职场的新人，他在一家小店当收银员。在上学期间他就非常喜欢玩游戏、上网聊天，因此在工作的时候也常常抱着手机玩。有一次，顾客买完东西去结账时，正赶上他玩游戏玩得酣畅淋漓。于是，他就左手打游戏，右手收钱，还一心想着自己居然能工作和娱乐两不误，心里特别高兴。而这一点也被他的老板看在眼里，只是当时没有吭声而已。

每隔一段时间儿，顾客就拎着东西找到店里来，说是结账的时候多收了钱。小顾一核查，确实是多收了顾客的钱。他把顾客打发走了以后，心里暗暗庆幸自己当时多收了钱，如果当时少收了钱，最后老板对不上账，那自己就惨了。

收银员这么重要的岗位，他吃过上次的亏以后，依然没能吸取教训，仍然肆意妄为。最近这一次出现的错误是，他在给顾客找钱的时候多找了。后来，老板对账的时候，发现账单不对，他也找不到任何理由来为自己辩解。老板要求他自己把钱垫上，还可以再给他一次机会，或者选择辞职。他选择了辞职，心想每天按时按点上班也挣不了多少钱，不如重新换个工

作。老板在他临走的时候，建议他不要再在上班时间玩游戏了，否则工作依旧不会有成果的。没想到自己每天都是悄悄地玩，还是被老板发现了，他感觉很惭愧。

工作时间不专心工作，一心二用，这种行为对自己和他人都是极为不负责任的。上班的时候总是想着玩，想着偷懒，这不仅会影响自己工作的进度，还会让自己丧失应有的责任感。

公司聘用你，并不是让你来聊天和玩的。而且，你偷懒的时候，总会被老板看到，只不过是在没有造成什么严重的后果的情况下，他选择了睁一只眼闭一只眼。但是，相对于那些时时刻刻都在认真努力工作的同事，你也就失去了得到老板重用的机会。

或许，你会时不时地迟到或是早退，或者通过打游戏来打发上班时间。这都是因为你没有正确地对待自己的工作，去激励自己高效地完成工作任务，因此你的个人潜能也就得不到发挥。每日只是得过且过，上司会逐渐对你失望和失去信心的。最后，老板可能会以你工作能力不高为由，把你调到一些不受重视的岗位，或是直接让你辞职。这样，你不仅没有机会升迁，更会因为你的不良表现而丢掉工作。

有一些情况比较特殊的岗位是容不得丝毫马虎的，你偶尔的偷懒说不定会产生严重的后果。

小 A 在一家机械厂工作，由于最近工作比较辛苦，她就想听一听音乐来舒解一下身心。下午的时候，正好机器不能运转了，需要她去维修。于是，她就边听音乐边去修理机器，一不小心开关被她触碰到了，她的手来不及挪开，被顶针扎到，血流不止。还好被及时送到医院，才没有造成不可挽回的损失。这也让她清醒地认识到上班必须专心，不能偷懒干其他的事情。

办公室里时常充满键盘声和鼠标声，这种表面的忙碌常常会误导我们。现在随着网络科技逐渐发达，绝大多数的人在大多数的时间里都在上网。其中，只有一小部分人上网是为了公事，而有很多人是在聊天、打游戏、看电视剧等，他们把办公室当作了可以娱乐休闲的好地方，工作效率根本无从谈起。

不要一心想着不劳而获，天上可以掉下馅饼儿。想要在职场中实现自身的价值，得到老板的重用，就不要时刻想着怎么避开老板去偷懒，其实你的行为都被老板看在眼里了。

3. 遭遇挫折与不公，与其愤怒不如微笑

毕业后的你是否总感觉自己怀才不遇呢？有一位自认为毕业后肯定会大展拳脚的年轻人，没想到步入社会后却到处碰壁，找不到自己心仪的工作。因此，他就开始抱怨社会不公，埋怨社会看不到自己的才华，不给年轻人机会去施展抱负。他对于碌碌无为的自己而感到无奈，却又不知道该怎么办。恰好有一天，一位哲学家看到他郁郁寡欢，就问他发生了什么事情。年轻人说自己毕业很久了，却一直找不到合适的工作，社会上也没有人认可他，就更别谈受到重用了。

哲学家在听完年轻人的讲述后，随手在脚下捡起了一块小石子，拿给年轻人看了一下，便又随意地扔到了一旁的地上。然后，他转过头问年轻人："既然你说你的能力特别强，那么就请你把刚才我拿给你看的石子找回来吧。"年轻人听完哲学家的无理要求后，觉得这是任何人都不可能做到的。

后来，哲学家一句话也没有说，又从包里拿出一颗珍珠并像先前一样随手扔了，随后又问年轻人是否可以找到被丢在地上的珍珠。年轻人毫不犹豫地说当然可以。哲学家告诉他，你现在应当明白自己为什么还没有得到社会的认可了吧？就是因为你现在还不足以成为那颗闪耀的"珍珠"，所以会遇到一些你所谓的不公平事件。如果你想要获得社会的肯定，就一定要让自己变得更加优秀。听完哲学家的话后，年轻人若有所思，似乎明白了自己处处碰壁的原因。因此，他暗下决心一定要更加脚踏实地地努力。

作为一名职场新人，在你还没有机会展现自己的才华，还没有做出一

定的业绩时，你就与其他普通人一样，只是路边的一块小石子而不是那颗珍珠。没有谁有义务充当你的伯乐。你若想脱颖而出，就需要展现个人的独特魅力。如果遇到一点困难和不公平，就打退堂鼓，最后一定很难达到自己的期望。倘若还没有机会让你发挥自己的能力，不要抱怨自己怀才不遇，到处和人发牢骚。当你做出一定的成绩后，自然而然会遇到属于自己的伯乐。

其实，初入职场的我们常常是激情满满，眼高手低。在校园时期就抱着很高的期盼，希望自己可以一展所长。并且，因为年轻，常常急功近利，以为自己肯定会备受重用，报酬丰厚。可是时间一长，就会发现现实很骨感，自己的付出与回报永远不成正比。刚进入公司时，会被安排在一个不起眼的位置，干着跑腿打杂的活儿，根本无人问津，得不到任何的引导和提拔。假如遇到一些需要承担责任的事情，就会被别人推出来当"替死鬼"，最后无缘无故地挨老板的一顿批评和责骂。所以，为了让自己更好地适应社会，快速成长起来，可以从以下几个方面着手。

（1）勇敢地面对社会，不抱不切实际的想法。

初入职场，我们难免会信心满满，能力却不足。在工作中缺乏足够的经验和一定的人脉，不能很好地处理与上司、同事之间的关系，所以必须消除那种不切实际的想法，努力丰富个人的经验，认真踏实地做好上司所交代的每一项任务，养精蓄锐。

（2）在面对挫折和不公时，要学会不抱怨，以平常心来对待。

不管在何种场合，每个人都希望自己受到上司的肯定和重用。可是，毕竟各人有各人的事情要忙，谁都是自顾不暇，根本不会时刻捧着你。而且，各行各业都有自己的一套规则，有时候并不是努力就能有所收获，这就需要你微笑面对工作，而不是一味抱怨。要知道，抱怨是于事无补的。有时间抱怨，还不如静下心来经营自己。在机会到来时，努力把握并实现自身的价值。

4. 你认为不值得去做的，事实上也无法做好

人们常说，鞋子是否合脚，只有穿的人知道。在生活中，常会有这样或是那样的比较，应不应该和值不值得便成为我们是否做一件事的衡量标准。比如初入职场的我们，由于经验不足，人脉不广，总是会被安排做一些出力不讨好的工作，并被扔在一个无人问津的小角落。这时的你会认为，自己根本不应该花费时间去做这些不值得做的事情。

当你在避无可避的时候，去做一些自己认为不值得的事情，只会抱着敷衍了事的心态，热情度也不会很高。在最后完成时，还会对他人进行冷嘲热讽，总感觉这么小的事情，对方根本不应该麻烦自己。我们总会主观臆断一件事情值不值得做，却不考虑自己究竟是否能完美地完成它。所以，我们可以静心想想，当面对一件看起来微不足道的小事情时，我们是否能够很轻松地把它做到尽善尽美呢？

小张是一名设计师，大学毕业后，她就成功地应聘到了一家建筑公司，开启了自己的职场生涯。她常常公司和工地两头跑，因为她总觉得只有在进行了实地勘察后，才能避免工程上出现错误。这样下来，就需要她耗费大量的体力，非常辛苦。因为她是设计部唯一的女性，老板曾说过这种体力活她可以不去。但为了更好地完成工作，她事事亲力亲为，就算是要爬很高的楼梯，或去野外进行勘测，她都从来不抱怨，也不去想值不值。这比很多男同事都要厉害——有的男同事遇到这种出力的事情，总是往后缩，找各种理由推脱。

老板有一次下达了一项紧急任务，用三天的时间给客户制订出一个可行度高的设计方案。几乎所有人都认为时间太短不可能完成，而且也没有额外的酬劳奖励，不值得为它加重自己的负担，因此没有人肯接下这个项目。老板感到非常无奈，想想小张平时挺勤快的，最后就把项目交给她来做。小张没有考虑这项任务值不值得去完成，她拿上相关资料就前往工地现场。在这三天里，她没有吃过一顿好饭，睡过一个好觉，脑子里想的全

部都是项目，只想着怎么样能够把它做到最好。遇到不会的东西，她不是积极地去查资料，就是虚心地请教旁人。没想到一开始被大家觉得难度太大的项目，最后小张按时完成了，所有的人都赞叹不已。

经过这次事件，小张就成为大家关注的焦点。不久之后，小张被老板破格提升成设计部的主管，赚得比原来多了好几倍。之后，老板在会议上说，不只是因为上次的任务完成得好才提拔小张，更是因为她不会对上司交代的任务，单纯地从自己的角度去考虑值不值得，而且对于每次接手的任务都能够认认真真地去完成。

工作中是不存在任何微不足道的小事情的，每件事情都需要我们认真对待、努力完成，态度是至关重要的。当你认为一件小事不值得去做的时候，你可能会错过去做一件大事的机会。

很多人都有眼高手低的毛病，他们在面对自己认为不值得做的事情时，总会找各种理由搪塞。可是，在做一件他们自己认为值得做的事情时，又常常做不好。事实上，每一件大事的成功，往往都是我们做不值一提的小事情日益积累的结果。总是找借口推脱，就会错失良机，忘记自己应尽的职责。所以，与其花时间和精力去判断一件事情是否值得做，还不如认认真真做好公司分配的每件事情，这是对自己工作的负责，更是对自己人生的负责。

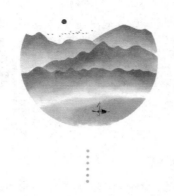

第九章

高 效 智 慧 : 你 希 望 快 一 点 , 结 果 往 往 会 更 慢

> 所谓"欲速则不达",你越想快速解决的事情,结果往往会更慢。高效率并非想想就能做到,如果你想更快,那就不要去关注效率本身,积极面对问题才是正确的解决之道。

1. 越关注"效率"往往越低效

一位采购经理素来以脾气暴躁而闻名,曾经有很多业务员跑来热情地向他推销商品,可是都无功而返了。一位销售主管得知他在两天后要到本地出差,希望可以与他达成合作,于是决定派自己手下的两名得力干将去见他。

甲接到任务后,一心想着要以最快的速度搞定采购部经理,以让老板看到自己高效的办事能力。甲听完了上司的交代后,二话没说便把产品说明书塞到包里,并且以最快的速度赶到了采购经理下榻的旅店。他一心想着快速完成任务,不曾想却打扰了经理的午睡,令经理心情颇为不爽,臭骂了他一顿。

甲并没有垂头丧气。他被赶出来后，就坐在大厅里等经理，希望经理可以再给他一次机会。而经理因为午睡被打扰，整个人都非常疲惫，根本不想吃饭，更谈不上外出散步了。所以，他早早闭门谢客，继续休息了。由于甲过于心急，没有考虑周全，错失了这次机会。

相较于甲而言，乙就要稳重一些了。虽然所剩的时间不算太多，但他首先花了点时间了解了一下经理的个人经历和脾性，并且通过经理的身边人知道了他接下来的行程安排。将这些情况了解清楚后，乙又将相关资料进行了一番整理。他把类似产品先进行了较为详细的对比，然后列出了自家产品的优势所在，并根据经理的喜好，把最为关键的部分进行了更为深刻的阐述。

由于事先了解过该采购经理的行程，在所有的准备工作做好之后，他便在 10 点钟的时候向旅店出发。他到达旅店后，在电梯旁边等待经理回来。10 点 30 分时，经理回来并径直上了电梯，乙紧跟其后。在电梯里，他先用经理最感兴趣的话题吸引了经理的关注，没想到二人越聊越投机，他被经理邀请一起喝茶。后来，乙说明了自己的来意，并简单地向经理作了介绍，经理非常爽快地就同意了双方的合作。在他即将离开的那天，双方正式签订了合同，同时将预付款直接打给了乙所在的公司。

甲和乙既然都被上司认为是公司干将，那么他们一定都是可以高效地为公司创造利润的人。但是，甲过于看重形式上的高效，在接到任务后就直接去推销，根本没有做好万全的准备。他的热情应当受到赞许，可是他没有取得任何的成效，更谈不上高效地完成任务了。他因为过于关注效率，最后却适得其反。而乙在接到任务后，首先进行了全面的了解，这看起来会影响工作进展，使工作变得低效。但实际上，乙这样做反而能够高效地完成任务，获得上司迫切需要的订单。

全友家具厂的张、李二位师傅，手艺精湛，并且都是所在车间的主任。有一次，厂里新进了一大批木料，需要在春节之前制作出成品。张师傅在领到任务后，就让他所在车间的工人没日没夜地加班赶工，希望尽快完成任务；但李师傅事先检查了一下木料，觉得有点潮湿，就让工人先去晒木料。过去了 20 多天，李师傅的车间还没有开始制作。

直到张师傅的车间做完交给厂商后，李师傅才开始。但不久之后，张师傅所做的产品都被退回来，因为产品有的变形，有的开裂。这无疑让工人们的努力都白费了，而且还给厂里造成了巨大的损失。幸亏还有李师傅他们的产品，可以用来弥补这一损失。

因为张师傅没有预先对木料进行了解，只是根据指令做事，太渴望速度而没能保证质量，令高效变成了低效，还带来了不可挽回的损失。而李师傅的行为，表面上是在低效率地工作，实则获得了巨大的利益。所以，不要只是单纯地追求"高效"，能不慌不忙地采用正确的方法解决问题，才是最高效的行为，才能取得最终的成功。

2. 做事应该更有效，而不是更勤劳

天道酬勤，99% 的努力加上 1% 的天赋就等于成功……这些话对我们来说已经越来越不管用了。开始时，我们会坚信只要肯努力就一定会成功，所以每天都忙忙碌碌，投入大量的时间和精力，最后却一无所得，自信心备受打击。无数的事例告诉我们，只是单纯地埋头苦干已经行不通了。要想获得成功，就要学会有效地做事、聪明地努力，而不能只是瞎努力。有效地工作，不仅可以迈向成功，而且还可以利用剩余的时间来尽情地享受生活。

每个人对成功的理解都不一样，标准也各不相同。但是可以确定的是，在你辛勤努力的同时，一定要学会如何去做事。只有运用正确的方法做事，并辛勤付出，你才可以有所收获。

高效地做事，不仅需要方法，还要学会动脑筋。假使你只知道忙碌，却不懂得去思考什么是正确的做事方法，那么最后只会白白地浪费时间和精力。本来是为生计而整日忙碌，可最后说不定依然无所得，甚至赚不到

足够的钱来维持生活。因此，要告诉自己不要瞎忙，应找到正确的方法，有效地努力。

有一次，农夫在清理仓库时，不小心弄丢了心爱的怀表，这着实让他懊恼不已。虽然怀表并不值钱，却是妻子去世前买给他的生日礼物。因此，这块怀表对他而言，意义极为特殊。他把仓库前前后后翻了好几遍都没有找到，因此感到非常沮丧。

正在他焦急万分的时候，他在仓库前看到一群正在嬉戏玩耍的孩子，于是就想请孩子们帮忙。他快步地走到仓库外，把孩子们聚集到一起并告诉他们，现在需要他们一起来寻找怀表的下落，找到的人会有奖励。孩子们听到有奖励，就兴致勃勃地向仓库跑去，寻找怀表去了。

不一会儿，孩子们都垂头丧气地说自己没有找到怀表。农夫又失望了，心想可能怀表真的找不到了。突然，有一个小男孩大喊说，希望农夫能再给自己一次机会，这一次说不准可以找到呢。

农夫想着这么多人一起找都没找到，这个小男孩凭什么会找到呢？虽然农夫不相信男孩会找到，但是看着他那期待的眼神，最后还是同意了小男孩的请求。过了一段时间，农夫看着小男孩从仓库出来，没想到的是小男孩真的找到了怀表。

农夫非常好奇地问小男孩是怎么找到的，男孩说，他在进到仓库以后，安静地坐了一会儿。由于没有旁人的打扰，他很快就听到有嘀嗒嘀嗒的声音传来，最终循着怀表的嘀嗒声找到了它。农夫想着自己可能是心比较乱，竟忘记了这个方法。他兑现了自己的承诺，给孩子买了糖果吃。

事例中的农夫之所以能够重新寻回自己的怀表，都是因为小男孩"临危不乱"，采用了正确的方法。在生活中，朋友打电话相邀聚会，你总是因为工作繁忙而没有时间参加。可是，你也可能只是表面上看起来忙，实际却毫无成效可言。这往往就是因为我们在工作中，没有应用正确的方法，只是一味地消耗自己的时间。倘若只是蛮干，而不注重方法，就算怎么努力都是无济于事，甚至还会让自己陷入"瞎忙"的怪圈里而无法自拔。

　　注重做事的方法可以让自己更为高效地完成上司指派的工作任务。所以，不要只是想着努力，更要思考自己应该怎样高效地完成工作。而且，你要思考一下你想成为一个怎样的人。是辛苦工作的人呢，还是聪明工作的人？倘若你想让自己的辛勤付出得到相应的回报，就要学会时刻寻求最有效的方法，来高效地完成工作。这样，成功就会向你招手了。

3. 艾森豪威尔法则：一定要分清主次

　　在现实生活中，总有各种各样的诱惑来占用我们的时间。所以，我们一定要学会分清主要问题和次要问题，认真把最重要的事情做好。我们生活在一个快节奏和高压力的环境中，优胜劣汰是这个社会的规则。既然落后就要被淘汰，就要学会加快自己的步伐，在有限的时间里做自己最想做的事情。

　　艾森豪威尔在当选美国总统后，基本上把每一件事都安排给手下的行政人员去执行，自己很少插手政府的工作，除非遇到最为迫切和重要的事情。他的这一做法，同样可以用到我们的生活和职场中。我们面对一系列需要做的事情时，先要衡量哪一件事情是最重要的，然后优先完成它，最终就会有意想不到的收获。

　　某公司有两位销售人员小庄和小耿，他们两个有着相同的工作岗位，工作量也是相同的，可是从办事效率方面来看，小庄要比小耿高得多。某一天，上司给他们安排了这样几个任务：

　　（1）打电话给分公司的相关人员，对于他们的疑问进行解答。

　　（2）下个月的工作计划表，要提前拟定好。

　　（3）今天务必去银行把最近的一笔账款结清。

　　（4）买感冒药。

　　（5）会见公司的一个重要客户。

　　（6）在 10：30 的时候安排好酒店，并在 11：00 时赶到机场，接待上司的一位老同学。

小耿由于昨晚熬夜看韩剧，早上起来无精打采，而且等他赶到公司的时候，已经迟到很久了。他疲惫地坐在自己的办公桌前，先打开电脑给客户发了邮件，希望能见面谈谈。随后，他打电话给分公司的相关人员，对于他们的疑问进行了解答，并开始着手写工作计划表，这一系列工作完成后已经10：40了。他又随随便便订了一个酒店，就匆匆忙忙地赶到机场去接人了。

本来一路上还想着如何为自己的迟到道歉，没想到到了机场后发现，航班晚点了半个小时，他暗自庆幸。接到上司的老同学后，一起随意吃了点饭，就送上司的老同学到事先预订好的酒店了。安顿好上司的同学，他就赶着到指定的地点与客户见面。在与客户的交谈中，因为熬夜满脸疲倦，没一会儿客户就打发他回公司了。

他回到公司，就开始写未完成的工作计划表，可是写了一半儿以后，又想起自己必须去银行结账，否则银行就要下班了。这样拖拖拉拉地就到了下班时间，他连感冒药都忘记买了。本想回到家赶紧补个觉，可是想到计划表还没写完，就继续硬着头皮写到深夜。写完后，又从家里找到之前未吃完的感冒药，准备明天带到公司，这才放心地睡觉去了。

如果小庄接到任务，他会先把主要的事情和次要的事情分开来，大概做一下安排。一早，他就打电话给分公司的相关人员，并让他们把疑问发到他的邮箱里，并保证在今天结束前会进行解答。然后，联系上司的老同学，了解他到达的具体时间。随后，与客户沟通好见面时间，并解释原因，将见面地点定在上司的同学住的酒店旁边。最后，准备好去银行结款的所有材料。这些事情忙完，他就开始集中精力完成工作计划表，争取10：30前交给上司。

计划表完成后，他便带着结款的相关资料去机场了。到了机场发现飞机晚点，便利用空隙到药店买了感冒药。然后，接到上司的老同学到预订的酒店，一起吃午餐。午餐结束后，就安排客人休息。随后，到指定地点去见客户，会面结束后，便去银行结清款项。所有的事情办完后，他就回到公司去回复分公司的邮件。就这样轻轻松松地度过了一天。

学会分清主次，合理地安排自己的时间，就可以像小庄一样不慌不忙。倘若不知道抓重点，做事没有次序，就会瞎忙半天，即使最后同样完成了任务，也会让自己累得要死，效率不高。所以，分清工作的主次可以让自己更高效地完成任务。

4. 奥卡姆剃刀定律：化繁为简的智慧

对于建材公司而言，最重要的就是材料的采购和储藏。而大批量的材料堆在仓库里，需要人去核查，也着实令人发愁。现在尽管可以用电脑来管理，但是产品的品名和价格等一系列相关信息，还是需要人工输入电脑中。产品出库和入库同时进行的时候，由于数量过大，总是忙不过来。最后，利用大量的人员来盘点时，核对的结果不免会出现错误。

公司的领导一度怀疑财物之所以会流失，是因为对员工没有进行合理的管理，所以就决定换掉仓库的管理员。不停地更换仓库管理员后，在盘点材料出入库的数量时还是会有错误。这个难题依然困扰着公司领导，他们不知该如何下手。

最新被建材公司录用的员工小郑，在听到公司仓库的管理混乱不堪后，就跑去向他的上司提出建议。由于他以前在一家大型超市当过仓库管理员，所以，他希望把建材公司的每一个材料都像先前在超市那样贴上条形码，而条形码上可以注有品名、价格和年份等一系列必须要注明的信息。这样，不管出库和入库多么忙乱，最后在盘点的时候，只需要将材料上的条形码扫描一下，就一目了然了。

领导听从了小郑的建议后，核查工作果然变得容易多了。一个一直备受困扰的问题，就这样被轻而易举地解决了，同时还节省了很多人力和时间。虽然中间多了贴条形码这一项工作，但便利了核查工作，使工作效率得到了提高。

按照我们平时做事的习惯，很容易把简单的事弄复杂，而要化繁为简实在太难了。例如，我们在解一道数学难题时，常常会被题目本身吓住，进而影响了自己的解题思路，最后草稿纸用了好几张也没能解出来。这就和我们在职场中遇到难题一样，我们常会被其表面所迷惑，进而影响了自己的判断力。最后，费尽力气去解决的是被自己在潜意识中复杂化的问题，其结果可想而知。倘若我们在看待问题时，可以变换一下思维，换一个角度，就能够轻而易举地把问题解决了。

想把问题处理好，一定要以自己熟悉的工作为基础来进行，不能随意减少工作程序。假如我们没有事先熟悉好工作的每一个部分，就任意地想要化繁为简，把最重要的部分删减掉，留下了可有可无的环节，反而会给工作的进展带来不便。所以，我们要在工作中不断积累经验，有效地化繁为简，才能够高效地工作。

以往去保险公司办业务时，总会耗费很长时间才能办下来，客户常常会等得极为不耐烦。所以，公司领导就想，如何才能提高办事效率呢？经过研究发现，程序的审批是最费时的。每一个环节都需要一个专人来签字，这样就浪费了大量的时间。最终，他们决定将审批程序简化，只需要经过三个部门签字即可。这样一来，公司的办事效率提高了，收益也在逐年增长。

将所做的事情以最有效的方法完成，是每一个个体和企业所应当追求的。在竞争如此激烈的社会中，学会化繁为简，高效工作，个体才能博得上司的关注和器重，企业才能脱颖而出。

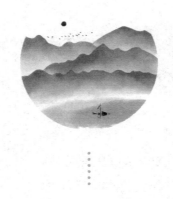

第十章

社 交 智 慧 : 你 喜 欢 对 方 , 对 方 就 会 喜 欢 你

> 人与人之间的关系很奇妙，你讨厌对方，哪怕一句话也没说，甚至连眉头也没皱，对方还是会感觉到。所以，如果你想让对方喜欢你，那就先喜欢对方吧！

1. 相悦定律：喜欢是一个互逆的过程

你结交朋友的标准是什么呢？是漂亮、智慧，还是他们的权势呢？或许，这些都可能是你们成为朋友的原因之一。但是，真正可以维系你们双方友谊的是彼此之间的喜欢。当你表现出对对方的喜欢时，对方是可以感受到的，并且这种愉悦的心情是会相互感染的。

当你无意中听到一个人与他人谈论你，并且直接表达出对你的态度，你们又被安排在一起工作时，你就会以先前无意中听到的谈话内容为依托，来对这个人做出一个大致的判断。倘若他表达出了对你的喜欢，你在工作中自然也会对他更加地热情和友善，而且你们彼此是相互吸引的，两个人合作会令工作效率得到更大的提高。但是，如果他所表现出来的是不喜欢你，那么在你的潜意识中，也会不自觉地对他有一种排斥心理。因此，在面对那些喜欢的人的时候，我们常常也会持一种积极的态度，这就是所谓的相悦定律。

曾经有一位老师在班里做过这样一个实验。他要求学生试着把自己喜欢和讨厌的人的名字分别写在一张纸条上，然后把纸条交上来。在纸条上可以发现，你喜欢和讨厌的人，同时也在纸条上留下了你的名字。你们双方同时都认定对方是自己喜欢的，或者自己所讨厌的。因此，这种感觉是彼此都可以感受到的，这是一种相互的关系。

在现实生活中，其实男女双方并没有那么多一见钟情的情况，感情常常从一个人单方面的喜欢开始的。后来，一人经过不断的努力感动了对方，最后他们才能够在一起。所以，所谓喜欢的互逆过程是在所有外在条件都相同的情况下，人们都会比较倾向于喜欢自己的人，尽管彼此之间的"三观"并不是那么的契合。

在人际交往中，为了使自己不碰壁，不自讨没趣，我们都会选择与喜欢自己的人交往。这也是我们选择朋友和恋人的最重要的准则之一。所以，我们要试着让别人喜欢自己，这在社交中非常重要。别人只有喜欢你，才愿意去认识你，并且和你交往。那么，怎样让别人喜欢你呢？

其实，只要你学会发现他人身上的优点，学会赞美他人，找到你们之间的共同兴趣，并且尊重你们之间存在的差异，就一定可以让对方感受到你对他的喜欢，从而你也会获得对方的喜欢。

一名销售专家曾说过，要想成为一名出色的推销员，就要对自己的工作充满热情，熟悉每一件所要推销的产品，但更为重要的是要喜欢你的顾客。因为在推销的过程中，只有你的顾客喜欢你，才会对你的产品表现出兴趣，这样你才能更好地推销你的产品。

让别人喜欢自己，其实就是你推销自己的一个过程。学会去热情地对待别人，多去发现对方的优点，而不是抓着对方的缺点不放。这样，对方也会喜欢上你的。喜欢，也是需要彼此相互付出的。所以，在获得别人的喜欢之前，先去喜欢别人吧。

2. 以貌取人，结果常会谬以千里

《三国演义》是家喻户晓的四大名著之一，其中不乏各种各样出奇制胜的战争故事。庞统曾经被认为是一名可以与诸葛亮齐名的人才。最初的时候，庞统本来是想为东吴效力的，由于他的相貌丑陋无比，性格又过于傲慢，于是被孙权拒之门外。不管孙权的臣子如何劝告，都无法动摇孙权的决心。就这样，孙权失去了一位谋臣，而庞统也失去了一次机会。

为什么孙权会这样坚决呢？难道是因为庞统无德无能吗？还是孙权手下的能人已经足够多，根本就不需要庞统了？其实，开始时孙权并没有与庞统进行任何交谈，只是看到了他的相貌而已。而庞统的相貌令孙权对他心生厌恶，所以他们才相互错过了对方。

对于一个没有社会经验的人而言，想要得到一份好工作，就要试着给面试官留下一个好的印象。

小 A 毕业于汉语言文学专业。毕业后的他，急切地想获得一份稳定的工作。有一天，他去一家杂志社应聘，希望在这里可以找到一份适合自己的工作。他见到了杂志社的社长，还没说明来意，就直接被告知他们这里并不需要编辑。小 A 又问是否需要记者？得到的答案同样是否定的。就连排版和校对人员的空缺都没有了。

小 A 并没有表现出沮丧的表情。相反，他从自己的包里拿出了事先准备好的小牌子，并递给了社长。社长看了看牌子上的"名额已满，暂不征用"几个大字后，笑着对小 A 说，要是你愿意，可以先去杂志社的广告部去工作。如果表现出色，是可以为他调整岗位的。就这样，小 A 获得了人生的第一份工作。

后来，小 A 对社长说当时明明已经没有职位可提供给他了，为什么会突然决定把自己留下呢？社长说，当时小 A 已经被一再地拒绝，可是他并没有表现出失望的神情，反而那么乐观，这不禁让社长对他的第一印象非常好。于是，社长决定给这个新人一个机会，也希望杂志社不会错过人才。

从小 A 的事例中可以看出，一个良好的第一印象有多么重要。它不仅可以为我们赢得一个机会，还会影响别人以后对我们的看法。那么，在我们没有高颜值的情况下，该如何给别人留下一个好的印象呢？

（1）时刻保持自信、精神焕发的面貌。

一个自信的人，通常被认为是一个对自己的工作能力和才干都极为欣赏的人。他们在与人交谈时，谈吐得体，会目不斜视地正视着对方的眼睛。在这种眼神交流的过程中，会让对方感受到你是一个乐观且积极向上的人，给人以满满的正能量。

（2）遵守预先约定好的时间。

守时与诚信越来越被用人单位看重，而且人们会不自觉地将这二者联系在一起。倘若你在第一次去面试时，错过了与面试官约定好的时间，那么你就会错失一次良好的工作机会，而且这样的印象很难再让面试官接纳你。

（3）试着用微笑迎接每一个人。

学会用微笑与人打招呼，将你的友好传递给对方，对方一定可以感受到的。微笑的人是自信的，是美丽的。但是，不要只是一味地傻笑，要学会把握一定的度。而且，不要让人觉得你是在敷衍，或在巴结讨好对方，这样会让人觉得非常讨厌，让场合变得尴尬起来，给人留下不好的印象。

3. 展现自我才能赢得更多信任

你在现实生活中有闺密吗？你还记得你们的关系是从什么时候开始的吗？又是什么样的原因让你们变得如此亲密呢？你也有一些普通朋友，可是同他们的关系为什么没能再进一步呢？这都源于你是否愿意与人分享你的秘密。你与闺密的关系之所以亲近，就是因为你愿意把自己的故事毫无保留地告诉对方，而那些普通朋友是没有办法让你敞开心扉的。就因为无论是好的事，还是不好的事，你都愿意向你的闺密倾诉，最终令对方越来越信任你。

绝大多数的人都认为，如果你肯展现自己的缺点给外人，那你就是真实的，容易让人亲近的；如果你躲在自己的内心世界里，不出来也不让别人进去，那么你就会被认为是做作的、虚伪的。

宿舍里有 6 个女孩，除小云以外，其他几位女孩的性格都比较内向。小云不仅长得漂亮，而且交际能力也相当厉害。但是，这样一个优秀的女孩，并没有像同寝室和同班的其他女孩一样交到男朋友，她非常地羡慕自己的同学，但就是不知道原因何在。

原来，小云虽然漂亮，对同学也表现出极大的热情，但是大家都觉得她太神秘了，不容易让人亲近。有很多男同学说，开始与她接触时，会觉得她特别开朗，待人也非常有礼貌。可是，相处久了，就会发现其实她非常自闭，根本不会轻易地向人敞开心扉，讲述自己的事情。这样下来，大家一般都不太愿意与她深交。

现实生活中，确实有一些比较自闭的人，他们寡言少语，不想让人知道自己的故事，并且从来不会轻易地暴露自己内心的真实想法。可是，与人相交，贵在与人交心。要想与人成为好朋友，就要试着去袒露心声，将自己内心最真实的想法说给对方听，这样才可以获得对方的信任，彼此交心，增进双方的感情。

展现自我虽然可以获得对方的信任，但是一定要把握好度，过度地把自己暴露给对方，你就会令对方失去好奇感。倘若对方对你不再感兴趣了，那么对于你的这种暴露，就会产生深深的厌恶。

今年 9 月份，小影成为理工大学的一名研究生。刚刚开学不久，大家都处在相互认识和了解的状态中，但是小影的行为着实让人大跌眼镜。有一天，统计课结束后，由于上课老师讲得太快，小影笔记没记全，就借同学的笔记本来补笔记。等到她还笔记本给同学时，无意中在里面夹了一张男生的照片，不小心被同学看到，一下子就勾起了大家的兴趣。于是，小影说那是她在开学来的火车上认识的男友。因为她的话匣子被打开了，一说起来就滔滔不绝，连一些私事儿都告诉了同学，这不禁让大家惊叹不已。之后，大家都不太愿意与她结交，见着她就避开走。

所以，我们在进行自我暴露时一定要掌握好度，学会适可而止。要知道怎样的暴露才能令对方产生好感。暴露得过少，会让别人觉得你没诚意，而暴露得过多，则会让对方心生厌恶，不愿意与你深交。而且要学会循序渐进——你们是什么程度的关系，就说什么程度的话。不要操之过急。否则会让对方觉得你太浮躁、不稳重，在无意中把彼此之间的心理距离给拉大了。因而，适度地去暴露自己，才可以让你获得友谊。

4. 以己度人，小心"投射效应"惹祸

一位开车去探险的年轻人，在把车开到一条偏僻的公路上时，汽车的轮胎突然爆了。现在已经是凌晨两点多了，周围根本没有人，该怎么办呢？他在车上的工具箱里找了半天也没有找到合适的工具，感到非常无奈。他正在发愁的时候，看到远处有一道微弱的光。他决定循着这道光去看看，看是否有人可以帮助自己。果真这里住着一户人家，于是，他决定向他们借用一下千斤顶。

一路上，年轻人特别担心，天都这么晚了，那户人不愿意搭理自己该怎么办啊？要是主人没有千斤顶该怎么办啊？或是主人不愿意把东西借给陌生人，这又该怎么办啊？带着这一系列的心理活动，他犹豫地来到了这户人家的门前，敲了半天的门，终于有人来开门了。年轻人把自己的情况解释给主人听，主人听了之后说现在已经太晚了，让他不如先在这里住下来，等天亮了，再和他一起去修车。年轻人听从了主人的建议，在主人家休息了一晚。主人把他安顿好后，年轻人想起了自己之前的一系列心理活动，觉得自己真是以小人之心度君子之腹，简直太可笑了。

年轻人在没有接触主人前，就单纯地把自己错误的想法投射到主人身上。他根据自己的经验来揣测别人的想法，有时候甚至把自己的想法强加

给别人，这样会给别人压力，同时也是自我欺骗。

宋代时期，有一对好朋友苏东坡和佛印和尚。苏东坡有一天去拜访佛印，他开玩笑地说，自己看佛印就是一堆"狗屎"。但是，佛印和尚没有生气，却微笑着说苏东坡是一尊金佛。苏东坡觉得自己口头上占了便宜，和佛印和尚聊了一会儿，就洋洋得意地回家去了。他回到家后把这个小插曲告诉了小妹。小妹听后，却说哥哥其实并没有占到任何便宜。因为在佛家人看来，别人在你眼里是什么样子，那么你的内心就是什么样子。

是的，小妹的话说的就是投射效应，即人们喜欢无端端地用自己的思维来揣测别人。现实生活中，爱财如命的人总是觉得别人也视财如命，而说谎说多了的人则不会轻易相信别人，总会觉得旁人也一直在骗自己。而且，这种投射效应也会让我们对自己喜欢的事物越来越喜欢，而对于不喜欢的事物则越来越讨厌。

某位专家找到两组学生，让他们分别观看一部喜剧电影和恐怖电影。看了喜剧电影的同学心情愉悦，而观看了恐怖电影的同学则心有余悸，感到害怕。之后，专家拿出一组面部表情相同的照片给他们看。最终发现，心情愉悦的同学觉得照片上的人在微笑，而仍处于害怕情绪中的同学觉得照片上的人显示出一种紧张害怕的心情。

投射效应是我们的主观意识潜移默化的结果，它让我们产生了一种惯性思维，使头脑失去了理性。所以，为了避免这种投射效应带来不好的影响，我们首先应当清楚地认识到自身和别人的差异，不能总是以自己的想法来揣度别人。而且，要学会完善自己，多角度地去认识和了解别人。为了不以己度人，还要学会站在对方的角度去思考问题，这样就可以避免许多误会的产生。最终，双方才能更好地交流，达成思想上的共鸣。

不一样的人会对一件事情产生相同的感受。在人际交往中，投射效应可以让我们通过一个人对于外界的看法，来了解这个人心里真正的想法，以对我们产生积极的意义。因此，我们要学会规避投射效应中不好的一面，并很好地去利用它好的一面。

5. 互惠原则：礼尚往来的社交智慧

有一位心理学老师找了一些素不相识的学生，做了一个简单的实验。他随意地挑了几个学生，并给他们寄送了自己精心准备的卡片。随后，他们都按照寄送的地址，回寄了感谢卡片给这位老师。可是，事实上他们彼此并不认识。

这些学生也没有好奇给自己寄卡片的人是谁，认为可能是自己记不太清楚了，又或者是对方有一些别的原因要寄卡片。只是他们自然而然地认为，既然接受了别人的卡片，就应当回赠给对方一张。来而不往非礼也，这是我们中华民族的传统美德。

倘若我们获得了别人给予的好处，就应当回报对方。比如别人请我们吃饭，那么下一次就要回请对方；如果别人热心地来帮助我们，那么下一次对方遇到困难，我们也应当热心地帮助他。

人与人相处也是这样的道理，你如果想与对方成为朋友，那么就要先把对方当成自己的朋友。在交往中，我们要学会互帮互助，真心相待。倘若双方不能够互惠互利，那么彼此之间的友谊就会不知不觉地破裂。一个只知索取、不知付出的人，尽管暂时会得到一些好处，但迟早会被旁人看穿和疏远的。想要结交到真心实意的朋友，就要学会知恩图报，在得到别人帮忙的时候，要及时回报给对方。

俗话说："吃人的嘴短，拿人的手短。"在你求朋友帮忙时，要学会及时感谢对方。否则的话，等你下一次再遇到困难时，自己就觉得不太好意思找对方帮忙了。

当对方需要我们帮助时，千万不要吝啬，也许只要我们尽一点微薄之力，就可以帮助别人实现不一样的人生。而我们不经意的善心，也会让自己收获到意想不到的惊喜。所谓"种善因，得善果"就是这个道理。

有一位探险家在去尼泊尔的路上，恰巧遇到了暴风雪，整个道路都铺满了白皑皑的大雪，而且寒气逼人，环境极为恶劣。走了好久，终于遇上了一位年轻人，他们随后相依为命，打算一起走出这里。半路上，他们发现有一位老人倒在了雪地里。倘若不管，老人很有可能被冻死。因此，年轻人就向探险家建议把老人带上，大家一起走。可是，探险家却非常地生气，他说天气这么恶劣，再加上暴风雪，我们自己都不一定能走出去，哪还有时间来照顾他啊。说完以后，探险家就撇下二人，自己离开了。

年轻人决定坚持自己的想法，背着老人一起走。他背着老人步履艰难地前行着，汗水慢慢地浸湿了他的整个后背。后来，老人感受到了来自年轻人的热气，逐渐清醒了过来。面对这寒冷的天气，他们一路上彼此温暖，支撑着对方前进。

走了很久，他们看到不远处有一个小村庄，才确信终于走出来了。走到村口，听人们说有个人死在了雪地里，一看竟然是探险家。年轻人觉得非常无奈，当初探险家为了能活下来，就自己先离开了。可是没想到，最后他还是没能逃脱死亡的命运。

善良的年轻人不仅救了老人，同时也救了自己，让他们都摆脱了困境，探险家却由于自私，付出了生命的代价。所以，学会互帮互助，会让我们拥有更多机会。

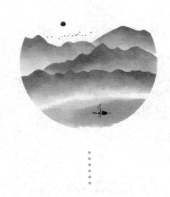

第十一章

谈 判 智 慧：沉 默 才 是 说 服 对 方 的 最 好 武 器

> 我们往往以为只有不停地说话才能完成一场出色的谈判，事实上恰恰相反，说得越多往往暴露得越多，真正的谈判高手都懂得如何更好地运用"沉默"。

1. 无法说服对方，那就把对方搞糊涂

有一位美国毒贩在走私毒品的时候，被预先得到消息的警察给逮捕了。为了对他们的团伙实施进一步的打击，警察多次审讯了毒贩，希望获得更多可靠的线索。可是，不管怎样对他进行审问，他都只字不提，这让警察们着实无奈。

之后，警察们便想了一个办法，希望把他的嘴巴撬开。他们先让一名警察把毒贩带出来，假意告诉他再不从实招供，就要对他进行严刑逼供了，这期间除了对他进行威胁和恐吓，还对他使用了电棍。可是，越来硬的，反而越不管用，反正他就是什么都不说。

后来，第二位警察来了，他假装先了解了一下情况，就开始严厉指责第一位警察的做法，并告诉他作为警察是不可以对疑犯用私刑的。说完以后，就把第一位警察给轰走了。紧接着，他让人把毒贩带到审讯室，并递给他一根香烟，以让他慢慢放松下来。然后，他关心地问："刚才，我的同事可能行为有点过激了，没有伤到你吧？"而且，还和他拉起了家常。终于，犯人在第二位警察的温柔攻势下，慢慢地放松了下来。

他已经被这一整天的软硬攻势给弄糊涂了。就这样，在二人闲聊了整个下午后，毒贩把自己知道的事都一一交代了。

在谈判中，态度过软会让对方轻易地占据主动地位，而态度过硬则会令对方生气，都不利于谈判的进行。只有试着去软化对方，使他失去防守的心理，放松下来，才会事半功倍。

有甲、乙两个做生意的人，傍晚准备结伴回家。可是，当他们经过一个偏僻的小巷子的时候，突然出现一个抢劫的人。抢劫者拿着枪对着他们两个人，要求他们立刻交出自己所有的钱，不然的话，他们就有生命之忧。

甲因为太惜命了，想赶紧把钱拿出来给抢劫的人。而乙小心地制止了他，假装自己特别害怕，并向抢劫的人解释："本来我们两个是奉老板的指示出来买东西的，要是把这么点钱都给了你，我俩回去肯定吃不了兜着走。"甲立马明白了乙这么做的意图，于是也向抢劫的人请求道："我们身上就这么点钱，而且都是老板的，要是都给了你，回去真的没法交代啊。不如你用枪在我们的口袋上开两枪，这样我们也好交代，是不是？"

抢劫的人本来也只是图财，就答应了他们的要求。他俩随即把外套脱了下来，让抢劫的人开了两枪。乙接过衣服说："这枪眼还是太少了，您要不再多打几个吧，显得更真实一些。"随后，持枪的人虽然觉得他们太胆小了，但还是应了他们的要求。后来，又接连在他们的裤脚等地方也开了枪。没想到他准备继续开枪的时候，却发现枪里已经没子弹了。

甲、乙二人见抢劫者枪里没子弹了，于是联手把已经被他们搞糊涂的抢劫者给捆绑起来，并且把他扭送到了警察局。二人凭借自己的机智，化解了所遇到的困境，解救了自己。

面对困境，与其说服对方，不如试着将对方弄"糊涂"，将"敌方"一步一步引诱到自己的"圈套"里。这样，谈判的主动权自然而然也就到你的手里了。

2. 沉默往往比"连珠炮"更管用

高考是每一位家长、老师和学生都非常关注的一场考试，在很多人的心里，觉得这一考试就会定终生。那些平常特别活跃，被认为最有希望的学生，却因为各种原因而名落孙山；相反，那些平常不出众的学生，却成为高考中的"黑马"，令人颇为意外。他们这是在沉默中沉淀自己，等待时机，厚积薄发。所以，沉默并不是什么也不干，而是一点一点地积累能量，最终能够一招制胜。在谈判中，沉默同样适用，它有时候比"连珠炮"更为惊人。

楚庄王为春秋五霸之一。在他上任后的头三年，从来没有发布过一道命令。他的臣子颇感无奈，但因为他曾经下令说"谁要是敢进言，就赐死"，所以没有一个人敢去问他。但是，有一位大夫特别聪明，他在与楚庄王同游的时候，问他："山上有一只大鸟待了三年了，可是在这期间，它既不飞也不叫，您知道是什么原因吗？"

楚庄王立马就明白了这位大夫的意思，他回答说："这只大鸟之所以一直不飞，是因为它在等自己的翅膀长硬一些，以便飞得更高一些；而长久以来不发出声音，是想认真观察和思考，以便一鸣惊人。"大夫立刻就明白了楚庄王的想法，便不再作声了。后来，在第四年的时候，楚庄王真的开始发布命令，而且取得了不小的成功。这就是沉默的力量。

还有一家颇有名气的面包公司，它在很多地方都开了连锁店。但是，有一家大饭店却从来不购买他们的面包，无论面包公司如何与他们沟通，都无法与他们达成合作。这引起了小可的极大兴趣，他发誓一定要让这家饭店购买他们的面包。

他并不急于去找对方的负责人进行谈判。他做的第一件事情就是去搜索饭店经理的个人资料，不管通过什么样的渠道。从找到的资料可以看出，这位经理除了担任这一职务外，还是一个协会的会长，而且他颇为喜欢这份工作，不管环境多么恶劣，他对于协会的任何活动从不迟到早退，什么工作都亲力亲为。

发现这条有用的信息后，小可又对这个协会进行了深入的了解。随后，他便约见了饭店的经理，希望再与对方谈谈。饭店经理虽然见了小可，但见面的第一句话便说："要是你今天叫我来，是想谈面包合作，那就免了。我们现在已经拥有了非常好的合作商，你就不要再白费力气了。"小可听完后，笑了笑说："经理您误会我了，今天约您出来，只是单纯地对您的协会感兴趣而已。现在我想加入协会，想让您提几点建议。"饭店经理听到小可这么说，立马来了兴趣，就开始大谈特谈起来，小可就坐在那儿静静地听着。后来，饭店经理觉得小可是个挺值得交往的朋友，就主动约他第二天见面。

第二天见面后，饭店经理说："昨天一直都是我在说，说的还都是我感兴趣的事情，今天专门约你出来，就是想听听你感兴趣的事儿，比如面包的事情?"小可听完，简单地对他们店的产品进行了介绍。随后，经理便决定以后面包就从他们店里订。就这样，合作方案便谈成了。

谈判不是要"连珠炮"似地演讲才能把合同拿下，在双方的谈判过程中，学会倾听也是非常重要的。在沉默中，积蓄自己的力量，学会该出口时再出口，这样你一定会取得惊人的成绩。

3. 先认同对方，才能更好地打败对方

在生活中，我们不会随便地指责别人，也不希望无缘无故地受到对方的指责，影响到我们做事时的热情和好心情。他人真出现了错误，千万不要急于去否定他，这样肯定会影响对方的心情。有时对方已经知道了自己出现的错误，但还是希望可以得到应有的尊重。假如你们正在谈判，因为

你的激进，惹怒对方，这样就不利于谈判的顺利进行。所以，想要更好地打败对方，不妨先去认可对方。

某工厂的一位老板，随机到工厂进行检查。到了工厂后，他发现有几个员工明目张胆地在挂有"禁止吸烟"标牌的地方抽烟。大多数老板看到这种行为，肯定特别生气，这位老板却恰恰相反。他静静地走到他们身边，没有说一句话，先直接递给了他们每个人一支烟。然后，才开口说："你们每个人如果可以到外面抽烟，那我可真是太感谢你们了。"

这几位员工知道自己犯了错误，老板却没有当面指责他们，这让他们不禁感到很惭愧。在这之后，几乎没有人在工厂里抽烟了。当别人尊重了他们以后，他们也学会了尊重自己。这也是老板的高明之处，他没有当面否定自己的员工，而是给予他们一定的肯定，让他们自己意识到错误，这样反而更加有利于管理。

其实，人们在犯错误的时候，并不是不知道，而是他有意为之。所以，所谓的口头教育根本不起任何作用。因而，想要让一个人从潜意识中去改掉这个错误，就要先认可他，然后再对他进行诱导，让他对自己的行为负责任。这样可以避免双方产生不必要的摩擦，进而引起激烈的冲突。

有一位公司的老板，非常喜欢认真又敬业的员工。而且，他虽然身为老板，却从来不会迟到早退，反而严格遵守公司的各项规章制度，并且对待自己的工作兢兢业业。他每天一定会在早上7点的时候就到公司，风雨不改，而且没有一点误差，有时甚至会提前。他这样以身作则，公司的员工自然也就没有什么好抱怨的了。可是，难免还是会存在一些难管的员工，那么该如何处理呢？

有些老板希望自己的员工能及时进行工作汇报，从而找出差距，以弥补不足。但是，这种方式虽顾及了员工的面子，却没有收到任何成效，员工依然随心所欲。有些老板在面对一个没有取得好业绩的员工时，他就会说："其实你的工作表现，我还是非常满意的，要是你可以改变一下工作方法就更好了。"这样的说辞不仅能维护员工的自尊心，同时还可以说明你的真实想法，进而使员工的工作业绩得到提高，何乐而不为呢。

在与人沟通交流的时候，只要你学会认可对方，那么一切的问题都会迎刃而解。要是双方关系变僵，即使你再有什么好的想法，面对所造成的局面你也已经无力回天了。所以，不要一味地执着于谁对或是谁错，不如圆融一些，让双方都有一个好心情，并达成自己的目的，这才是最好的处事方式。我们要相信，一个人出现错误，总是有原因的。假使你们正在谈判，不如静静地把对方的想法听完，给予他一定的认同，让对方的心情处于高兴的状态下。然后，再抓住对方出现的漏洞，完成自己的任务。这样会比你直接去批判对方，使双方都陷入尴尬的境地要好得多。

4. 懂得割舍退步，反而能获得更多

有一家汽车经销公司，一个季度也没有卖出几辆车，这不免让人觉得这家公司遇到大危机了。公司的老板看到这一情况，迫切希望公司情况能够尽快好转，便开会和员工们商量看看有什么办法能够改变这种局面。在和员工的交流中，老板发现大家是因为报酬低，所以失去了积极性，车才卖不出去，而并不是市场低迷所造成的。

老板找到病因后，当场就宣布："从即日起，只要卖出去一辆车，那么就会相应地增加 10% 的提成。"于是，大家的积极性都大大地提高了。不到两个月的时间，公司的业绩便有了很大的起色。老板很巧妙地利用大家都关心的问题，并以此来调动大家的积极性，解决了公司遇到的危机。

其实，这也是一种谈判，这种谈判就是一种利益的划分。你若想获得更大的利益，就要学会抛出更好的条件来吸引对方，而不能总想着把利益都聚集在自己手里。你只有像汽车经销公司的老总一样，给对方提供一个心动的条件，那么对方才会向着你设定好的目标前进，进而为你创造更大的价值。

有一家玩具制造厂正在同一家外企的采购部谈合作的事情，没想到基本条款都通过了，唯独在价格上卡壳了。双方都想争取自己的利益最大化，

因而一直僵持不下。最终，玩具厂派出了总经理，希望可以拿下合同。

这位总经理毕竟经验丰富，他并没有像之前的代表一样和对方打口舌之战，而是找到了对方的直接负责人进行了面对面的对话。他说："我已经在这个行业摸爬滚打了十几年了，知道大家都希望自己的利益最大化，所以要想直截了当地谈成一笔生意是非常不容易的。我现在能做的就是告诉您我们公司的价格底线，剩下的事情由您来控制。我们公司让出的那部分利润，自然归贵公司所有。"

听到总经理的话，外企采购部的负责人直接说："我需要重新整理一下资料，并和我的团队重新制定价格，稍后会给您一个满意的答复。"总经理听到对方的负责人这么说，觉得这次的合作肯定能谈成。果然，在他们经过片刻的讨论后，就拿着一份合同来找总经理签字了。最终交易的价格自然是与玩具厂的利益相符的。

倘若一切事情都谈妥，只是单纯地因为价格谈不拢，就放弃了双方合作的机会，这于人于己都是一件特别可惜的事情。那为什么不试着在能够保全自己利益的前提下，来个成人之美呢？共赢的局面比鱼死网破要好得多吧。

谈判不仅需要好的口才，也需要一定的智慧。通过观察，要洞悉到对方的想法，进而促成合作。要知道这不仅仅是一次谈判，更是实现长期合作目标的一次考验。所以，一个优秀的谈判者会在保全双方的利益的前提下，实现双赢，并且能够达成更为长远的合作。但是，倘若你既想要鱼，又想要熊掌，这是不可能实现的，寸步不让只会使双方陷入两败俱伤的局面。

要想得到更多，就要学会抛出诱饵，学会舍。如果死守老板的命令，不懂得灵活变通，一定要分毫必争，结果一定不会如你所愿。当然，你所抛出的诱饵一定要能保证自己的利益不会受到损害，要不然到时候就会顾此失彼了。

5. 急着亮牌，常常会最先丧失主动权

有许多的综艺节目，最亮眼的和最吸引人的重场戏往往在最后才出现。这是节目制作人了解到观众的心理后，为了吸引观众留下继续观看，以使收视率提高，特意做的安排。他们常会制造各种噱头，在节目预告时吊足观众的"胃口"。而这也成为他们手里的一张王牌，以帮他们最终取得预期的结果。

谈判中，我们也要有自己的一张"王牌"，以便在关键时刻能通过它改变对自己不利的一面。所以，"王牌"一定要留到最后，不要着急亮出来。否则的话，你渴望杀对方一个措手不及的"妙计"，反而会成为对方牵制你的一件"武器"，令你自己失去主动权，变得被动。

小华在 C 城已经奋斗六年了，他越来越喜欢这座城市，并决定在这里扎根。于是，他决定用这些年的积蓄，在单位附近买一套房子。他查找了很多资料，问了很多朋友，打算就选自己单位旁边的房子。随即，他便联系到房主，双方很痛快地谈妥了价格，并直接签署了购房合同。小华当天就向房主缴纳了 4 万元的定金，等过几天再全额付款。

大家都没有想到的是，政府决定要在小华单位的旁边修建地铁。在房主看来这简直就是"天上掉下来的馅饼"，所以，小华所要买的房子的价格也随之暴涨。房主想获取最大化的利益，单方面把签订的合同给撕毁了。

小华去找房主交房，房主却无理地说："先前的合同不算数，我已经把它给撕了。你若还想要，就必须在之前的价格上再加 15 万。"小华对于房主的出尔反尔颇为生气。他多次找房主理论，都没有结果。于是，他决定起诉房主。

房主意识到了事情的严重后果。因为是他毁约在先，如果被法院受理，那么是一定会败诉的。因此，他私下里主动去找小华，希望能再谈一谈房子的事情。可是，小华非常坚决，不想听房主的胡搅蛮缠。除非他能够继续按照之前的合同来办事，否则就让法院来做出裁决。

　　终于，房主经过一番思考后，决定继续按之前的合同把房卖给小华，双方达成和解。小华也因为搬出了法院这张"王牌"，而维护了自己的正当权益。

　　在谈判中，如果遇到不可调和的矛盾，你不妨像小华一样亮出自己的王牌，夺回谈判的主动权，让对方把自己的无理要求给收回去。这样，你才能及时维护自己的权益。但是，不合时宜地就把所谓的"王牌"亮出来，有时候并不能获得自己想要的效果，可能还会弄巧成拙。

　　谈判中充满了未知，你有"王牌"，对方也有，而且随时都在变换。倘若你一遇到窘境，就求助于"王牌"，有时候会让自己从主动变为被动。而且，其数量是一定的，一旦亮出，便没有反悔的余地了。

　　"王牌"可以让我们增加谈判的自信心，帮助我们获得主动权，让我们在遇到危局时力挽狂澜。可是，"王牌"如果不能被用在合适的场景和合适的时间，就会让自己陷入尴尬的境地，谈判结果也就可想而知了。

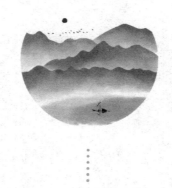

第十二章

决 策 智 慧：少 数 服 从 多 数 不 一 定 会 正 确

> 少数服从多数是很多人常用的决策办法，可是这种做法真的正确吗？表面看来，绝大多数人会站在正确的一方，可实际上，真理有时也会掌握在少数人手中。

1. 从众效应：你是大多数中的一员吗

一个人能决定的事，那是私事。而必须由一群人决定的事，那就是"公事"了。而私事的决定往往比较容易，也比较快。但是当这件事一个人解决不了时，那就需要一群人去决策了。在决策中，每个人的想法又是不一样的，这是相当棘手的事情。如何敲定最后的结果，我们经常选择的是少数人服从大多数人的方法。但是这样真的是对的吗？

你问过自己没有，当你的想法与大多数人不一样时，你会怎么办？你会去说服别人听从于你，还是跟随别人的脚步继续走下去？相信绝大多数人都是选择跟随大众。"罚不责众"这一观念的植入，使得人们的从众心理越来越严重，不仅在言语上你随我和，而且在行为上更是亦步亦趋，逐渐产生"从众效应"。

有这么一家公司，因为地处繁华地段，公司员工经常在上班途中遭遇堵车。老板制定了一项制度，每一位迟到的员工都必须在固定的本子上写上自己迟到的原因。每天本子上都写满了"今天因为堵车，所以迟到"，很多人为了省事，写上了"同上"两字。结果有一天，第一位行色匆匆的迟到者在本上写下"早上丈夫生病，陪丈夫去医院，所以迟到"，后面迟到的员工纷纷写上了"同上"两字，最后闹了一个大笑话。

可见，人们往往倾向于人云亦云、盲目从众。从众效应在我们的生活中仿佛一个挥之不去的魔咒，时不时就帮了我们"倒忙"，这种从众效应到底是如何产生的呢？有关研究人员的调查结果表明，从众效应的产生离不开以下几点。

（1）受少数服从多数原则的影响。

少数服从多数的原则在我们生活中非常普遍，比如人们总是下意识地选择人多的商店去购物。人们大多数时倾向于人多的地方，他们认为大多数人总是对的，于是也就放弃了自己的想法。

（2）外界压力的影响。

大多数人都是有理念和信仰的，当他们长期生活在一个圈子里时，他们的这种理念和信仰会逐渐趋于相同，从而使他们的选择也逐渐趋同。如果这时候有一个人忽然站出来表明自己的立场和发表不同的观点，势必会被大家孤立。就好比你正处在一个公司会议中，领导公布了一份方案，你看了以后发现这个方案有很大的漏洞。此时，你却惊讶地发现有90%的人为了迎合领导而纷纷鼓掌喝彩，而刚入公司的你，会顶住这90%的压力，站出来表明自己的看法吗？相信有很多人选择不会，这时从众效应便显现了出来。

（3）心理不确定性需求的影响。

有这么一大群人，他们被称作"无主见者"。他们在遇到事情的时候，心里总是不知道该如何去选择。吃还是不吃？去还是不去？做还是不做？他们没有主见，因此他们更加愿意接受大家的选择。于是乎，从众效应在他们心中仿佛就成了一盏"明灯"。但是，这也让他们迷失了自己。

从众效应产生的原因无不一一戳中我们的心理，有从众心理是非常正常的，但经常盲目地从众并不利于自己的独立思考和判断，以致阻碍了我们更好地发展。我们究竟应该如何避免这样的问题呢？

（1）提高自己的判断能力。

一方面我们要在面对一件事情时站在不同的角度去考虑这个问题；另一方面我们要不断提高自己的文化素养，多读书，多接触科学文化知识，让文化知识充实我们。

（2）提高独立思考能力。

不管在生活中还是工作中，当我们面对一件事情的时候，我们首先要学会独立思考，千万不要一蜂窝地围在一起，这样容易让我们失去独立思考的能力。

2. 越优柔寡断，越容易决策失误

你的做事风格决定了你是一个什么样的人，优柔寡断的做事风格，相信很多人都不喜欢。判断一个人做事是否优柔寡断，可以通过以下情形来判断：与朋友一起去了饭店，你看到自己喜欢的菜，总是拿不定主意，生怕别人不喜欢，结果每顿饭总是有些许遗憾；走在马路上，看到老人摔倒，自己非常纠结到底该不该去扶；领导有一个很重要的任务，问大家谁能大胆试一试，你是否一直左顾右盼，看到别人站出来后，心里后悔万分。可见优柔寡断的人总是狠不下心来去做一件事情，做事总拖泥带水，最后一事无成。

如果你是一个领导者，在公司的日常决策中总是犹豫不决，很可能会给公司带来不好的效果。所以在这个竞争激烈的社会，优柔寡断是不会取得成功的。有这么一个人，大家都叫她"犹豫太太"，有一次她去商场买衣服，试了十多件不同款式的礼服，然后分别拍照回家咨询了她的丈夫和朋友。丈夫喜欢第一件，而朋友有的喜欢这件，有的喜欢那件，最后她皱了皱眉头，筋疲力尽地睡过去了。别人的建议就一定适合她吗？别人喜欢的她就一定喜欢吗？可见正是优柔寡断的性格让她活得很累。如果她能够果断做出决策，她的生活一定会焕然一新。那么造成这种优柔寡断性格的原因是什么呢？

其实说白了，一个人的优柔寡断的性格是由很多因素造成的。

（1）对于问题的本质认识模糊。在大多数优柔寡断的人中，年轻人占大多数。正是因为他们涉世未深，缺乏一定的经验和知识，导致他们不敢相信自己的决定。

（2）情绪导致。大多数人"一朝被蛇咬，十年怕井绳"。每每遇到类似的情况，他们总是犹豫不决，踟蹰不已。

（3）缺乏自我认识，感情不专注，容易自卑；受别人的暗示，做事小心谨慎，犹犹豫豫。

（4）大多数家庭教育出来的孩子都循规蹈矩，养成了依靠父母和朋友的习惯，以致在遇到事情时，总是自己拿不定主意。

这些因素造成了一个人优柔寡断，使得他们在处理事情时一点也不果断。换言之，犹豫绝不是智力上的问题，而是一个人长期以来养成的习惯。

如何改掉这种优柔寡断的毛病呢？

（1）我们要在培养胆识的同时多读书，通过知识来武装自己，只有自身强大了，我们才能充满自信，敢于对一件事情做出抉择。

（2）培养自身的独立性非常重要。在遇到各种各样的事情的时候，不要总想着依靠别人的建议来解决问题，而应将自己独立的想法落实于行动上，这就需要培养自身的独立性。

（3）要善于取舍。一个人最怕的就是既想要这个，又想要那个，最后难以做出选择，正所谓"鱼与熊掌不可兼得"，只有善于取舍，才能得到我们真正需要的东西。

在现代生活中，各行各业的领导者大都是善于做决定的人。他们能够带领大家走向成功。而优柔寡断的人总是无法正确和快速地做出选择，最后无法说服自己，更不要说去说服别人了。优柔寡断是万万不可取的，我们要不断地充实自己，提高自身的素养，培养自己敢于决策的习惯。做事不优柔寡断，这样成功才能离我们越来越近。

3. 别人贪婪时，你一定要谨慎

有一种猴子，他们平常总去偷吃农民种好的花生，并且以此为乐。当地的农民为了保护自己辛苦种植的花生不被偷吃，就一起商量怎样才能把这些猴子给抓住。后来，他们通过长期观察猴子的生活习性，发明了一种极为巧妙的捕捉办法。

农民们先从家中找了一些葫芦形的细颈瓶子，然后把这些瓶子系在大树上固定好。并且，他们把花生倒入瓶子中，用来引诱那些猴子。这一系列的准备工作都完成以后，农民们就开始"守株待猴"了。

这一天，有一群在大树周围玩耍的猴子发现了挂在树上的瓶子，它们看到瓶子里的花生后格外高兴，并急匆匆地朝瓶子里伸进爪子，以期多拿点。可是，当初农民们选瓶子时，选的就是那些容易伸进爪子，但在拿到东西后却不容易把爪子缩回来的瓶子。所以，当爪子里抓满花生的时候，猴子们却怎么也不能把自己的爪子抽出来。

这时，那些生性比较贪婪的猴子是一定不会把到手的东西轻易放下的。就这样，它们就握着满爪的花生，等候在瓶口旁边。等到第二天农民来了，它们都不愿意松手逃命，依然想着要把美味的花生塞到嘴里去。最后，农民不费吹灰之力就把猴子给逮住了。

或许，很多人看到这则小故事后会笑猴子太傻，不懂得舍弃。但是，在现实生活中，我们是否也会像猴子一样，就算遇到危险，对"花生"也紧抓不放呢？

17 世纪的时候，荷兰人研发出了郁金香的很多新品种，一时间征服了众多的欧洲民众。这对于郁金香的种植者们来说是一个特别好的反馈，于是他们更加努力地钻研，期待从中牟利。

他们的热情散落到了家家户户，几乎所有的人都开始寻找经过变异和整过形的花朵。并且，家家户户都建起了花圃，种上了郁金香。他们把全部的时间和精力都花在了照看郁金香上，有许多的人甚至放弃了自己原本的工作。这种狂热遍及荷兰的每一片土地。

在 1636 年的时候，一枝郁金香已经可以等同于一辆马车，甚至是几匹马的价值。到 1637 年的时候，其价值已经达到了最高值，这种现象着实令人吃惊。

后来，由于人们对郁金香的热情降低，以及整体经济的不景气，郁金香的价格便开始狂跌。这进而使得荷兰的经济陷入了低迷的状态，有很多依靠销售郁金香暴富的企业，瞬间面临倒闭的危险。荷兰国家经济的萧条，正是因为他们对于眼前利益的贪婪，使他们不能够理性地去判断。在很多年之后，荷兰的经济才有所起色。

这样的情况在日本也曾发生过。在 20 世纪 80 年代后期，日本的股票和土地市值一下子暴涨，甚至超过了当时被称为"经济大国"的美国。这让很多投机分子眼红起来，他们都开始炒股和炒地，有一些曾经以"务实"著称的企业家也想趁机捞一笔。于是，日本民众瞬间疯狂了起来。后来，在他们还沉醉其中的时候，繁荣的市场一下子崩塌了，人们手中的财富变成了"泡沫"。一切就像做了一场梦一样，财富转眼间都成为过眼云烟。

因此，无论处于何种境地，都应当保持一颗清醒的大脑，理智地去判断是与非，做出正确的选择，才不至于让自己事后后悔。

4. 什么都不想舍弃，那就什么也得不到

古人云："鱼与熊掌不可兼得。"有所得就必然会有所失，如果不是我们应该拥有的，我们就应该学会放弃。春天放弃生机盎然的景色，才能迎

来硕果累累的秋天；大地放弃了色彩绚丽的晚霞，才能迎来朝气蓬勃的旭日；大雁放弃安逸舒适的森林，才能感受广袤无垠的蓝天。

得中有失，失中有得。也许我们在失去的同时才会得到。我们只有两只手，抓住的东西有限，只有抓住最有可能抓到的东西，才能取得成功。

法国的一张报纸上曾经有这样一道智力竞赛题：如果卢浮宫失火，在当时的情况下只可能救出一幅画，那么你会选择救哪一幅呢？记得当时很多人都选择救达·芬奇的《蒙娜丽莎》这一幅传世佳作，但是在成千上万种的回答中，有一个人给出的答案是截然不同的，他当时的回答是：他会救出离门口最近的那一幅画。他舍弃了最珍贵且人们最喜欢听到的答案，选择了最有可能完成的答案，他凭借这个答案获得了金奖，这个人就是后来在法国电影史上占有重要地位的著名作家贝尔特。

这个故事告诉我们一个很深刻的道理，想要取得成功，我们给自己定的目标不必是最理想或最完美的，但一定是最可能实现的那个。在这个过程中，我们要学会去舍弃一些东西，如果我们什么都不想舍弃，那必然就什么也得不到。

有舍才有得，这句话很多人都知道，但是在现实生活中大部分人并不能真正理解它的内在含义。某公安局新招进了一批警察，为了丰富大家的业余生活，单位决定组织一次篮球培训。在培训期间，领导经常在旁边观看，这些年轻的小伙子也得到消息，他们的表现将与他们集训后岗位的分配息息相关。可是他们中有这么一个小伙子，个头是所有人之中最矮的，由于身高和技术的原因，他总是被别人盖帽与断球。

有一次他分明看到领导站在旁边不时地摇头。教练也清楚地和他说过，他不适合打篮球，让他不要太过于在意，免得得不偿失。可是年轻气盛的他总是不甘心，"希望得到领导的重视"这一观念深深地刻在了他的心上，于是这个小伙子每天拼了命地打球，别人吃饭的时候他在打球，别人睡觉的时候他也在打球，过了好长时间，他的技术依然没有任何提高，反而身体累垮了，也耽误了许多重要的事情。

其实，如果他懂得舍弃，结果或许不会这样。懂得舍弃，是一种人生哲学。在你的一生中，不可能什么都能得到，所以应该学会放弃。昨天的放弃决定今天的选择，而明天的生活则取决于今天的选择。

生命因舍弃而美丽。不是每一株幼苗都能长成参天大树，不是每一个花朵都能绽放出耀眼的光芒。在舍弃的这条道路上，我们不能左顾右盼，犹豫不决。在这眼花缭乱的世界中，若是学不会舍弃，就会丧失方向，甚至迷失自我；如果学会了舍弃，并且选择了正确的方向，我们的生活就会更加多姿多彩。

5. 波特法则：有独特定位，决策自然与众不同

波特作为哈佛商学院的知名教授，曾经一度被公认为是"竞争战略之父"。他早先就说过："在竞争中不要只想着夺得第一就行了，而要让自己在一个行业中不会轻易地被复制。去创造属于自己的独特性，才可以在竞争中立于不败之地。"他的这种竞争战略，被人们总结成"波特法则"。

比尔·盖茨为大家所熟知，而他的"微软帝国"在科技迅猛发展的今天，更是无人不知。有一次，他去西雅图总部附近的一家餐厅就餐。当他结束用餐，从餐厅走出来后，有一位衣衫褴褛、无家可归的人向他乞讨，他二话没说就给了对方一些零钱。随后，这位乞讨者给了盖茨一个网址，并说明这个网站是一个庇护所为了帮助无家可归的人而建立的，希望盖茨能够帮忙。乞讨者的这一举动不禁让盖茨目瞪口呆。他没想到的是，这些无家可归的人竟然能够找到网站来寻求帮助，以解决自己的燃眉之急。

的确，微软研发的操作系统，毫不夸张地说，已经成为人们想要进入互联网的必经之路，该软件几乎已经被绝大多数的私人电脑所使用。随后，他们公司又收购了能够代表网络经济命脉的37家公司。微软不仅控制了私人电脑市场，还想从互联网络信息基础平台、商业服务以及信息终端这三方面着手，更好地去适应网络时代。这一做法引起了业界不满，被人用"反垄断法"告上了法庭。

可是，盖茨反驳道："在整个软件行业中，微软只占了 4 个百分点，只不过是操作系统成为整个行业的基础而已，这严格来说并不能算垄断吧？"盖茨之所以这么胸有成竹，其实是认定他们的操作系统无人能复制，拥有自己最独特的创新性。

同样的，如果想作出与众不同的决策，就不能给自己准备两种选择。只有这样，我们才能够竭尽全力去作出一个最为独特的决策，并最终成为"大赢家"。

美国有一个非常有名的汽车租赁公司，名为"奋进"。可是，一些比较大的机场租车区并没有奋进公司的柜台。相反，一些同样有名或者小型汽车租赁公司的柜台却到处可见。奋进公司虽然没有租柜台，却丝毫不影响它获得利润，这让很多人都匪夷所思。

原来，这一切都是因为奋进公司给自己的定位不同于别的租赁公司。其实，私家车并不是人人都有，而且拥有它的家庭也不占多数。所以，奋进公司主要致力于对那些还未拥有私家车的人提供服务，而别的公司主要是针对一些飞行旅游者，这类人群毕竟是少数。而且，奋进公司对于客户不想付费的项目以及一些额外增加的成本费用都有意无意地进行了削减，这样价格就会在客户可以接受的一个范围内。

最终，由于奋进公司一直秉持着节省开支的策略，它吸引了很多的客户，成为业界的佼佼者。

倘若当初给自己准备了两种选择，不仅会浪费更多的人力和物力，而且在你摸索的过程中，别人同样也在努力。所以，一定要给自己一种独特的定位，这样才能够走出一条与众不同的道路，将对手打败。否则一旦被对方抢占先机，你就会被对方"掐住喉咙"，无法翻身。

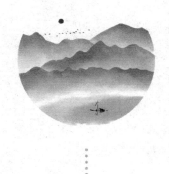

第十三章

管 理 智 慧 : 有 时 候 利 己 并 不 妨 碍 公 平

> 损人与利己常常以"对立"的形式出现在大众的视野中，不过有时候它们也可以共存，尤其是在企业管理中，利己并不一定妨碍公平。

1. 分粥效应：利己的同时也可以很公平

很久以前，有 7 个善良的人住在一起，他们一起生活，一起吃饭。可是，每天只有数量有限的一锅粥提供给他们，那个时候又没有可以精准测量重量的工具。所以，每个人要想分得等量的粥，其实是很难的。

大家为了得到等量的粥，每个人都在想办法。有人提议可以指定一个人来专门负责分粥，可是经过长期观察发现，分粥的那个人总是会给自己最多的粥。于是，他们就把分粥的人给换了，可是这种情况依然存在。

第二个人提议大家开始轮流分粥，每个人轮一天。这样下来，表面上是平等了，可实际上每个人只有在自己分粥的那一天才可以吃饱，而剩下的六天依然食不果腹。而且，大家有可能在自己分粥的那天刻意给自己多留，即使自己已经撑得不行。

第三个人建议是，可以选出一位大家共同信任的人来分，开始时确实每个人都分到了分量差不多相同的粥。可是时间一长，为了让自己能吃饱，他们就刻意去恭维分粥的人。俗话说："拿人的手短，吃人的嘴短。"听到这么多恭维自己的话，能回报对方的也就只有多分一些粥了。

第四个人建议是，选出一个分粥的人和一个监督的人，这样应该就能做到公平了。可是，一件简单的事情由两个人来决策，是一定会出现分歧的。这样等他们的分歧解决掉以后，锅里的粥也就凉了。所以，大家只能吃冷饭。

大家感到非常无奈，就又改成了轮流分粥，但要求分粥的那个人必须在最后领粥。所以，为了让自己不至于饿肚子，每次分给每个人的粥都差不多。这样就解决了长久以来困惑大家的难题。

没有精确的测量工具，就难免会有误差产生。而且，只要是人来分粥，就容易偏向自己。在利益面前，每个人都是自私的。还好，经过7个人一次又一次地实践，最终找出了一种可行的方法。等所有的人都领完粥以后，分粥的人才能够领走自己的粥，这就要求每份粥要分配均匀，否则最少的那份肯定就是自己的。只有每份均匀，才不会让自己吃亏。所以，就算分粥的人再怎么为自己打算，还是会受到限制，最终依然会做到公平对待每一个人。

若把粥比作社会财富，那7个人则代表的是广大群众，不同的提议代表的则是不同的分配制度。很显然，分配的规则不一样，那么最终的结果也是不同的。对于一个企业，如果不能给员工建立一个公平的环境，那么员工的工作热情就不高，公司就不会有效益可言，老板就会面临关闭公司的危局了。所以，公司的领导者要想获取更多的利益，不妨营造一个公平的环境，以鼓励员工积极向上。

领导者可以建立适当的奖惩制度，赏罚分明。如果一个企业对于努力工作和懒散迟到的人实行统一的标准，该奖的不奖，该罚的不罚，那么就会在很大程度上打击努力工作者的积极性。所以，领导者应该对那些在工作中表现突出的职工给予奖励，以鼓励他们更加认真勤奋地工作。相反，对于在工作中懒散，每天混日子的人，提出严厉批评，甚至可以辞掉他，给众人一个警告。这样，大家才会各司其职，认真对待自己的工作，努力为公司创造更大的效益。而且，领导者还要以身作则，给自己的下属做好榜样。这样大家才能形成凝聚力，心向公司，事事从大局出发，为集体利益着想，最终实现共赢。

2. 制度无情，但在管理上更胜有情

当今社会，科技在发展，时代在进步，一切事情都处于不断的改革与创新之中。企业要发展，必须依靠管理。关于管理，也许马上就有人想到"人情化管理"与"制度化管理"，那么究竟哪种管理方式好呢？其实制度虽然是无情的，在管理上却更胜有情。

为什么这样说呢？曾有一段时间，人们非常关注奶制品的质量问题。无论在国内市场还是国际市场上，众多的奶制品品牌正面临严酷的考验。大量的品牌遭到了来自世界各个角落的质疑和声讨。而在奶制品出口量最大的美国市场上，这些品牌也陷入了前所未有的严酷局面。而对于相关企业来说，只要质量有稍微的偏差，就有可能得不到质量安全认证，这无疑是众多奶制品企业在世界市场上的一个巨大灾难。然而，最后的结果依旧可怕，在所有的奶制品品牌的检测中，只有娃哈哈等极少数企业过关。

那么，为什么娃哈哈能成为最后的赢家？这与其制度化管理有着很大的关系。

在娃哈哈的日常管理运营中，高效的工作指令管理构成了娃哈哈日常工作的基础和核心。而对于工作指令的绩效考核则是员工考核最为重要的一个方面。过去娃哈哈采取传统的"有情"管理方式，其中存在着诸多的弊端。

（1）工作效率低下。

为了不让员工四处奔跑，工作指令的下达、反馈与评价都是通过传统的电话、邮件等方式进行，使工作效率低下，且成本增加，特别容易造成铺张浪费。

（2）缺乏实时性。

无法让领导和监督人员实时了解到工作的当前状态，容易造成反馈不及时，无法有效地保证上传下达、政令畅通。

（3）缺乏有效的监督和考核手段。

考核的基础信息不全面、客观，也容易受到人为因素的干扰，会导致考核数据不完善，考核结果不准确、不公平公正，影响员工的工作积极性。

因此，娃哈哈认识到问题的所在，采取了强化制度。一方面，娃哈哈通过扁平化的高度集权管理机制，通过强化指令管理、绩效考核、简化流程，减少管理的中间环节。另一方面，通过信息化的手段全面管理企业流程，减少了人为干预的机会与可能性，从而保证规章制度的有效执行。

娃哈哈集团成功的案例正验证了中国的一句古话："没有规矩，不成方圆。"制度是一个组织内大家共同遵守的行为规范，它可以保证组织有效运转，是达成组织目标的可靠保证。冷冰冰的制度虽然是无情的，但在管理效果上胜过暖阳般有情。

3. 没有竞争和淘汰，就没有创新

竞争是一个人力求胜过对方的心理活动和行为活动。在竞争激烈的市场中，一个好的企业能够比其他企业更好地向市场提供产品和服务，并获得利润和消费者的认可。何为创新呢？创新就是提出与常人不同的见解，具有独特的思维导向。走在前面的企业往往能根据市场需求，结合自身优势创新产品，获得消费者的认可。

蒸馒头、卖馒头，这是一个大家都十分熟悉的行业，小区楼下的馒头店开了很久，渐渐地获得了整个小区居民的认可，这么久以来馒头的形状、

大小、味道从来没有发生过改变。

可是几天前，小区里又新开了一家馒头店，新店的馒头也是相同的形状、相同的大小、相同的味道，不同的是这家店馒头卖不出去，原因很简单，邻里间碍于面子，大家自然还是会选择在老店里买馒头。日子就这么过着，老店生意不减，新店无人光顾，就在大家都以为局面会这样持续下去的时候，老店的老板因为有事需要关门几天。

新店的老板通过细心的观察发现，小区的顾客大多数都有孩子，而周边学校的学生也会来这里购买馒头，于是新店开始创新。新店将馒头做成不同的样子，如小刺猬、小兔子等，新花样馒头刚刚出来便吸引了许多消费者光顾。一传十，十传百，越来越多的人知道小店里有不一样的馒头，甚至有人特意从其他地方过来购买馒头，新店的生意也随之红火起来。

等老店的老板忙完事回来后，发现自家的生意明显清淡了许多，十分纳闷，经过询问才得知，新店将馒头做成好多种样子，吸引了众多的顾客，这时老店才意识到自己家的馒头也需要创新才能挽回顾客，于是也开始对馒头进行创新。

这个故事很明显地说明了没有竞争就没有对于创新的迫切需要，如果没有新店的开张，也许再过 10 年或 20 年，老店依然是以前的样子。

那么，一个企业如何做才可以保持不断创新，立于不败之地呢？答案是企业应当时刻保持敏锐的洞察力，时刻关注同行的动向，对于同行的创新进行不断的学习和分析，不断发现企业生存发展所存在的潜在竞争对手，不断更新企业的创新团队，不断注入新的血液。对于潜在竞争者，企业也应当给予高度的重视，借鉴潜在竞争者的优势与劣势，取长补短，不断在竞争中创新。对于发展得比自身好的企业，要进行分析，学习其先进之处，不断更新观念。不断引进竞争机制，使企业随时处于压力之中，刺激企业创新。

当今时代，竞争所引发的创新越来越多，没有竞争企业就无法意识到对于创新的迫切需要，所以只有不断地竞争，才能引导创新。

4. 二八法则：抓大放小的管理智慧

一个企业的经营并不是一帆风顺的，并不是每一个企业在经营的过程中都会盈利。企业的经营是一个十分复杂的过程，部分企业在经营过程中逐渐走向倒闭，是什么原因呢？

一个人的精力和时间是十分有限的，一个企业高管不可能将本企业的每一件事情都做到十全十美，如果一个企业不能合理地利用资源，企业的运作就会十分混乱，企业的效率也会十分低下，最终的结果将使企业走向倒闭，企业的资源也会大大浪费。那么，我们该如何有效地使企业运作呢？

回答这个问题前我们要先认识一个有意思的规律。1897 年，意大利统计学家、经济学家维尔弗雷多·帕累托在研究调查中发现，英国人的财富和收益模式中，大部分的财富流向了少数人的手里，与此同时他还发现了一件十分重要的事情，那就是一个群体占总人口数的百分比和其总收入之间有一种十分微妙的关系。由此他得出了一个定律：在任何特定群体中，重要的因子通常只占少数，而不重要的因子则占多数，因此只要能控制具有重要性的少数因子即能控制全局。

世界上的许多事情似乎都遵循这一法则，如空气中氮气占 78%，氧气及其他气体占 22%；人体中的水分占 78%，其他为 22% 等。后来这一定律渐渐地被运用在企业管理中，如通用电气公司将奖励放在第一位，这项奖励制度使员工们的工作效率更高、更出色，但该奖励制度只用于奖励那些完成了高难度工作的员工。

将 80% 的资源利用在关键的 20% 中，使资源得到最大限度的利用，同时利用这关键的 20% 带动 80% 的发展。

在企业的战略目标中，企业可以应用树形分析法将目标层层划分，形成金字塔型的战略目标结构，然后有效地对战略目标进行实现。在建立详细的战略目标后，还可利用二八法则合理进行风险识别，对风险进行分析，把控关键的 20% 的风险。

在企业的内部管理中可通过确定风险管理范围和控制力度，以及应采取的应对策略，从而实现成本和效益平衡。在企业的财务管理中，利用二八法则，将重要的 80% 的资金放在关键的 20% 业务中，使 20% 的资产带动整体。在企业的投资活动中，将 80% 的投资用于重要的 20% 的项目中，使得重要的 20% 的投资带来 80% 的回报。这样的企业决策必须认真地分析企业的优势与劣势，以及投资的风险与回报，从而使企业做出正确的决策。

在企业的运营资金管理中，也会应用二八法则，在处理应收账款时，可以发现往往 80% 的应收账款集中在少数几个大客户中，其余 20% 的应收账款则分散于 80% 的小客户中。在存货管理中广泛应用的 ABC 控制法也是二八法则在营运资金管理中的实际应用。当一家企业发现，80% 的利润来自 20% 的产品，那么企业就应该提高这种销售利润高的产品的生产与销售。一位著名的管理学家说过，成功的人若分析了自己成功的原因，就会知道二八法则是成立的，80% 的成长活力和满意来自 20% 的对象，公司知道这 20% 是谁，就会清楚看到未来成长的方向。

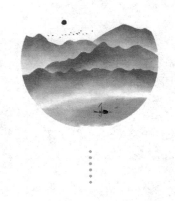

第十四章

经 营 智 慧 ： 一 加 一 也 可 以 大 于 二

一个不善经营的人，可以让一加一小于二，而一个精通经营的人，则可以让一加一大于二，如何才能让团队、组织发挥更大能量呢？

1. 鲣鱼效应：火车跑得快，全靠车头带

企业的发展离不开优秀的领导，以及他们做出的一些关键性的决策。"火车跑得快，全靠车头带"，这句话说得不是没有道理。优秀的领导人总能给企业和员工带来希望，带来成功。鲣鱼效应就是非常好的一个例子。鲣鱼因为个体弱小而选择群居生活，强健者往往在群体中充当领头者的角色，所有的鲣鱼都会追随其后。

一个企业有一位优秀的领导人是至关重要的。有这么一个企业，经理因为生病请了几个月假，可是当他回到公司后，总是看到员工不按时上下班，工作懒散，干私活，带班经理也不闻不问。一个好好的公司在他离开几个月后成了这个样子，他感到十分痛心。于是经理当下就给大家做了思

想工作，这才使得公司逐渐恢复到正轨。由此可见，一个好的"火车头"能让火车跑得更快更好。

这显而易见的道理，大家都懂。可是如何才能做好这个"火车头"呢？有下面几点建议。

（1）领导者必须学会自我"修炼"。

自我修炼不仅仅限于多读书，而且更要学会做人，以提升自身的综合素质。如果一个领导者无法做到这一点，那么就好比如一座高楼没有好的地基，最后出现的结果必然是不容乐观的。所以为什么有时候下属觉得自己跟的领导特没劲，无非就是领导者不懂得提升自己，不懂得如何管理下属，难以做好一个"火车头"。只有不断地提升自己才能带领"火车"越跑越快。

（2）领导者必须重视对单位或者企业的管理。

一旦领导者放松警惕，不对员工加以管理，员工势必会松松散散。一个优秀的领导者必须重视对自己和员工的管理，只有在日常工作中加强管理，才能当好"火车头"。

（3）领导者必须知人善任。

现代社会是人才的竞争，下属之间不仅存在合作关系，也存在竞争关系。如果员工一个接一个地选择辞职，这是领导者不愿看到的。所以如何知人善任，让每一个人在各自岗位上发挥自己的潜能，这是非常重要的。领导者只有合适地安排下属，最后才能带领大家走向成功。

（4）领导者必须要有勇气。

这里说的不是莽夫之勇，而是以大胆的勇气去创新，每一个创新的决定，都离不开勇气。你只有赋予了自己勇气才知道自己真正想要的是什么，才敢于去尝试新的领域和业务，才能成为一个真正的"火车头"。

领导的带头作用是至关重要的。领导要做好"火车头"，就必须身先士卒走在最前面，一步一个脚印带领大家往前走。只有领导带好了头，下属才能大步地向前跑。但是更重要的是你如何去做好这个"火车头"，通过你的带领，让大家完成共同的目标，让企业稳定地发展，让每位员工都达到自己的期许。如果你做到了，就能真正成为大家的"火车头"，你的前途也会一片光明。

2. 摊子铺得越小，麻烦就会越少

为了有更好的前途，很多年轻人选择了创业这条路，创业路也不是一条万无一失的光明大道。创业初期很多人会选择某一个行业来发展，一段时间过后，发现和该行业有交集的行业似乎也可以为他们带来一定的利润，就要去涉及相关的行业，这样一来创业的摊子就越来越大。创业面越大意味着可能遇到的情况会越多，企业面临的风险更大。为什么会产生这样的结果呢？

贪大而不求精是企业走向破产的原因之一。很多企业都曾经遇到过这样的难题，如海尔、波司登等。一个企业要想很好地发展下去就应该避免这样的问题出现，我们应该如何避免呢？

有些人在创业的初期就要将自己的公司做成行业的第一，要将公司做成和世界 500 强企业一样，甚至想垄断整个行业，成为行业霸主。但是有一个问题是很多创业者没有想到的，那些世界 500 强企业经过发展，已经有了雄厚的资金和较高的市场占有率，同时企业的知名度也要高于创业初期的企业。所以对创业初期的企业而言，应该做的就是做强而不是做大。

对于创业初期的企业来说至关重要的就是生存下去，只有企业生存下去才有发展的可能性。小而精会使一个创业初期的企业更容易生存下去。聚焦自己的优势，使资源得到合理的利用，小而精地将企业发展下去，特别是在当今的市场环境下，也是可以在较短时间内发展成为领头羊的。例如，一说到辣椒酱，人们的第一反应就是老干妈；一说到木梳子，人们的第一反应就是谭木匠。这两个小而精的企业都已成为行业的领头羊。所以如何经营是至关重要的，小而精是初创企业发展经营的根本。

然而现在的创业者想做的太多，什么行业都想尝试，都想涉足，结果很多企业在初创期，就开始走向崩溃。一个初创企业只有专注、坚持才可以形成属于自己企业的优势。什么都想要，什么都想做，结果只会什么都做不好。一个企业只有将业务做精，才能将企业做大。放眼古今中外，有哪一家知名企业不是从小而精做到大而强的呢？

因此一家企业要想生存发展下去，一定要从大处着眼，小事着手，不要只想着高处的事，而应着手于企业身边的事，将企业发展下去。企业所涉及的面越小，企业遇到的麻烦也将会越少，企业的生存压力也相应地降低，对于一个企业的发展也更有利。大的知名企业和小企业生存方式存在很大的差别，企业的内部操作方式也会有很大的不同。我们不能只想着研究大企业的生存方式而忽略了对自身的研究。

对于大企业的发展模式小企业可以适当地学习，但是在学习的过程中，小企业应该有所分析、有所创新，与大企业相比，小企业的抗风险能力要差得多，小企业将摊子做小可以有效地回避大的风险，使自身容易生存下去。所以不得不说摊子铺得越小，麻烦才会越少。

3. 帕金森定律：组织机构的死敌

有一组航空照片需要判断分析，上司命令一个二等兵来完成这个任务。二等兵拿到照片不久，就会觉得自己短时间根本看不完这么多的照片，于是他就要求旁人来协助自己。而且，为了更加有效地去指挥自己手下的人，就会不自觉地认为自己应该荣升为一等兵。由于上司的体谅，这个要求被答应了下来。后来，他手下的人也"照猫画虎"，不断地找人协助。就这样，没用多长时间，他们就扩大为一个近百人的小组，而且二等兵一步步升成了中校。可是，他一直忙着有关行政方面的工作，从来都没有认真地辨别过一张照片。

就这样，一个简单的工作，却拥有了如此多的下属。这就是所谓的帕金森定律。由于领导者的无能，令组织机构患上了"帕金森症"，使得机构臃肿，人员慵懒，效率就更谈不上了。

那么，一个不称职的领导者为什么不主动请辞，退位让贤呢？或者找一位比较聪颖能干的人来协助自己呢？很明显，主动请辞会让自己丧失已获得的权力，而找一个能干的人则会让他日后成为自己的竞争对手。而找资质平平的人来帮助自己，不仅能分担重任，而且还不会威胁到自己的位置，这样才不失为两全其美之策。

不难发现，在一些企业里，已经位居高位的人会感到生活无趣，懒得继续努力，他们觉得自己该有的都有了；而斗争最为激烈的就是那些中层人员，他们把自己所有的时间和精力都用来争权夺利，所以也不会主动去做事；长期处于底层的工作人员，不管再努力，都得不到应有的回报，这也使得他们丧失了继续努力工作的信念。因此，综观整个企业，根本不会有任何的效益可言。

人们所有的行为都是依靠利益来驱使的，如果既得利益受到损害，那么就会本能地去维护它。对于那些会危害到自己利益的人，一定会想方设法地去清除掉。因此，也就很自然地选择资质平庸的人当手下，而不会随意地给自己选择一个竞争对手。

如果有一个企业的老板正在扩张业务，恰巧有优秀人才前来应聘，那么他是否会接纳这位优秀人才呢？老板肯定想，不管他再怎么努力工作，只能获得最高的报酬，却永远也不会坐上自己的位置。所以，这么盘算下来，老板还是会大胆聘用优秀人才的。

可是，倘若之后让这位优秀人才升至中层，并且因为业务的扩张，老板让他去招聘其他人才，那么，他会有两种选择：一是招聘名牌大学毕业的研究生，他们的理论知识极为丰富；二是招聘实践经验颇为丰富的人，无论是管理经验，还是操作经验，都是被业界所认可的人。那么，他自己经过一番盘算之后，为了让自己处于一个安全的位置，就一定会选择那种缺乏实践经验的人当下属。

通过以上事例可以看出，招聘人才一定要在一个公平、公正、公开的环境下进行，不应该受一些外在的人为条件的影响。不妨把用人的权力交给一个拥有绝对权力的人，这样他就不会因为害怕自己权力的丧失而去选择一个平庸的人了。

所以，为了解决组织机构所面对的问题，一定要试着去建立一个相对公平和公正的环境，这样组织机构才不会患上"帕金森症"，才能够使各阶层的工作人员鼓足干劲，力争上游，为公司创造出更为良好的效益。

4. 不为失败找借口，只为成功找方法

生活在繁华都市的你，是否经常听到他人的抱怨呢？

上班迟到了，有的人会说："唉，真倒霉！今天赶公交正好错过了，所以迟到了。"也许朋友会安慰你说："没关系，这次只是凑巧而已。"但是你扪心自问，真的只是凑巧吗？时间就那么刚好吗？不，那只是借口罢了。

记得在某选秀节目中，有一个女孩唱得完全走调了，而在下来接受记者采访时，她竟然对记者说今天正好嗓子不舒服，所以没有发挥出真实的水平。真的是这样吗？

通过这个事例我们不难发现，习惯找借口的人，他们都有一个特点，那就是不能正视自己的失败，总想着逃避。其实，我们根本就没有必要惧怕失败，中国有句俗语说得好："失败乃成功之母。"没有失败，哪来的成功呢？

不为失败找借口，只为成功找方法。在日常生活中，人们常常遇到各种各样的问题，而当遇到这些问题时，我们常常会找一些理由和借口为自己解脱。一个人如果常常找借口，时时处处宽容自己，那么到最后，就只剩下懒惰、自私和一事无成。借口只能让人逃避一时，却难以让人如意一生。

找借口就是对自己缺乏自信，就是对自己不负责任，长久发展下去，只会让人失去奋斗的勇气和对成功的追求，使人安于现状，不思进取。所谓"执行没有借口"，它是人们对于生活、工作的一种积极态度，是实现团队凝聚力的表现，也是人获得成功的必备素质。因此，当问题真正出现

时，不要费尽心思地找借口，而应扛起自己肩上的责任，学会主动补救，用自己的才能真诚地去解决问题，并告诉自己，告诉别人："我一定努力做好……"到最后，你会发现自己并不会损失什么，恰恰相反，你获得了内心的安宁和他人的信任，自己也在很大程度上收获了满足和喜悦，这些都将成为你日后成功的动力。

"不为失败找借口，只为成功找办法。"我们在工作和生活中，无论做什么事情都不要推脱责任，而应永远保持工作的激情，永远保持自律。用心去做正确之事，把好事做好，把事做实。"今天的成就是昨日的积累，明天的成功基于今天的努力。"要始终保持强烈的责任感、使命感，企业所有的一切都必须依靠全体员工的共同努力。

"标兵越来越远，追兵越来越近。"要想成功，就要始终保持一定程度的压力感、紧迫感，一味地拖延只会使机会溜走，问题恶化，可能还会给个人和集体造成严重的伤害。"集腋成裘，聚沙成塔。"在工作中我们必须从小事做起，致力于把平凡的工作做成不平凡，始终坚持强烈的细节观、创新观。"统筹兼顾，协调发展。"在工作中应先提出规划，科学安排事务，不为自己找借口，始终保持强烈的同等性、前瞻性。"坚守原则，学会拒绝。"在日常的工作中，遇到让你十分为难之事，要坚持说"不"，减少不必要的干扰。在制度日趋完善的情况下，只要坚持按章办事，可减少许多牵制，避免不必要的纠缠。当然，在说"不"时要把握好分寸，学会设身处地地为他人着想。

不为失败找借口，只为成功找方法。只要你真正做到了，那么离成功也就不远了，希望必在前方！

5. 经营中，不去冒险往往比冒险更危险

在每年的九月，上百万头的角马会迁移到非洲的马赛马拉大草原。而一些狮子为了获取丰富的食物，会跟随着他们而来。同时，在马拉河中还存在着一种名为尼罗鳄的动物，这种动物极为凶残，它们在悄然等待着角

马的到来。可是，对于角马而言，马赛马拉大草原无疑是最好的生存之所。因此，它们明明知道这里隐藏着巨大的危险，却依然执意冒险迁移，希望可以从中求得生机。

有一年由于雨水稀少，马拉河中的尼罗鳄几乎肉眼就可以见到。有几头幼小的角马试图趁着尼罗鳄在最浅处没有办法活动，"偷渡"过去。正当他们准备好开始下去的时候，却被它们的首领赶回了队伍中——首领不允许它们私自出发。然后，它们被要求排成队形，踏上了一条不归之路。

很多人都感到困惑不解，如果采取年幼角马的方法，应该是可以安全渡河的。本地人告诉他们，因为适应大自然，这些角马几乎已经形成了一种积极向危险挑战的本能。如果这次同意了幼马的方法，它们可能会安全渡过，但下一次直面尼罗鳄的时候，说不定就会失去渡河的勇气了，更谈不上逃生了。所以，领头的角马坚决否定了幼马的做法。

在幼马的眼中，危险来自凶残的尼罗鳄。可是，对于角马的领导者来说，最大的危险是幼马对尼罗鳄心理上的恐惧。两种危险比较起来，心理上的恐惧更危险一些。所以，角马遇到危险时所表现出的"坚决"，正是在为自己寻求更大的生机。摆脱对尼罗鳄心理上的恐惧，将这种经验传承下去，才会保护族群不灭绝。

在我们的生活和工作中，有许多人都对上司言听计从，不敢表达自己的想法，每天都努力工作，可是依然只是一个小职员，这是为什么呢？其实，当他们不想冒险，只想安稳度日的时候，就已经在起跑点上落后一大截了。危险是时刻与我们相伴随的，它并不会因为我们内心排斥就不复存在，反而有时候不去冒险会更加危险。

如今，社会竞争十分激烈，如果你不能在行业中拔尖，就有被淘汰的危险。到时候，你再想冒险可能就没有机会了。一个人要想成为一名领导者，不仅要有突出的业绩，还应当有敢为人先的冒险精神。如果不愿意承担任何风险，那么到最后可能会一事无成。经营一家企业，在能够很好地把握商机的同时，还应该勇于冒险，这样才能获得成功。

有一个农夫说他没有种麦子，是因为担心老天爷不下雨；不种棉花，是因为怕有虫子吃。最后，他几乎没有在田地里种任何东西，就因为他担心这担心那。他一直说自己要确保一切都万无一失，才可以放心去种植。由于农夫不想去冒险，所以他失去了大丰收的最佳季节。

比尔·盖茨曾经说过："机会在我看来，就是要学会去创新，去做一些别人没有做过的事情。可是，很多人只是在重复微软曾经做过的东西，毫无新意。时间一长，人们又一直创造不出新东西，最终就会失去竞争力，更别说收获成功了。"

要成为一名优秀的经营者，一定要具有冒险精神，这样才能带领整个团队有所建树。否则的话，就算整个企业表面上看起来顺顺利利，也一定不会有发展前景的。所以，聘用一名有一定冒险和开拓精神的管理者，说不定会给企业带来"意外之喜"，给员工提供更多的发展空间。

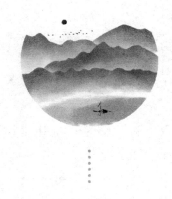

第十五章

财 富 智 慧 ：小 气 点 才 能 变 得 更 富 裕

晒奢侈品、晒豪宅、晒豪车……似乎富人们都在过着挥金如土的生活，可是真的是这样吗？事实上大手大脚花钱并不能让你变富，小气点才有更多变富的可能。

1. 为什么我们赚钱比花钱更容易

赚钱比花钱更容易？大多数人会说怎么可能，明明是花钱比赚钱更加容易，花钱对于他们只是一瞬间的事情，而赚钱则非常困难。其实不然，为什么这样说呢？那些说"花钱比赚钱容易"的人其实并没有真正地了解赚钱和花钱的意义。所谓花钱，首先你得有钱，然后才能花。如果没有钱的话就别提花钱了。而对于赚钱，只要你能凭借你的能力或者体力找到一份工作，就能获取相应的金钱作为回报。所以从这个意义上来说，赚钱比花钱容易。

在近些年企业飞速发展的过程中，竞争越来越激烈。中国企业将重心放在了品牌和研发上，而在这两方面要想取得成绩，都离不开金钱，也就是都要花钱。对很多企业来说，赚钱是手到擒来的事，而困难的是如何将赚来的钱投入到品牌和研发之中，以便再次获得利润——如何把钱花在实处，通过花钱来提升企业的长期竞争力。

所以不仅企业花钱难，个人花钱也是非常困难的。我们每天都生活在家庭中，作为一个男人来说，你是家里的顶梁柱。你应该做的就是去赚钱，而关于赚钱，无非就是你付出自己时间和精力来获得相应的价值回报，对此家里是没有人能为你分担的。而到了花钱的时候，你却不能一个人全花了，你有老婆、孩子和长辈。你可能会因为孩子上学放弃了旅游的机会，你可能会因为老婆买衣服少抽几盒烟，你可能会因为长辈生病而减少与同事的娱乐活动。所以你花钱的时候不是一个人在花，此时你如何花钱显得非常重要。你得知道什么钱该花，什么钱不该花。所以你不得不承认赚钱确实比花钱要容易得多。

之所以大家普遍认为"花钱比赚钱更容易"，是因为他们不懂得如何花钱，他们只是单纯地在"烧钱"罢了，更别说让他们去赚钱了。赚钱是一个目标，花钱却是一个选择，你觉得目标困难还是选择困难？

而你只有懂得如何把花钱转变为赚钱的时候，才可以说是真正明白了花钱的意义。一位成功的企业家说："花钱比挣钱难太多。"这不仅仅是因为他非常有钱，而是他在经历了许多事情以后，忽然明白了"赚钱比花钱容易"这个道理。我们一生都处在不断地赚钱和花钱的过程中，对于我们来说，花钱着实是门艺术：只有花对了钱，才能让我们真正过上好的生活，否则赚钱也不过是徒劳罢了。学会花钱是人生中的一门必修课。

2. 越穷的人越大方，越富的人越抠门

很多人都听过这句话："越穷的人越大方，越富的人越抠门。"为什么会这样说呢？首先我们应该明确几个概念，我们这里所说的富人不是传统意义上的达官显贵，而是那些经济条件优越的人；我们这里所说的穷人也

不是那些衣不暖、食不饱的人，而是那些经济条件较差、收入较少的人。这里所讨论的穷人和富人都是普通老百姓，是消费市场的主力。

穷人和富人相比，穷人对价格要比富人敏感很多。"需求弹性理论"很好地说明了消费者对于价格的敏感程度。毋庸置疑，穷人更喜欢用较少的钱办更多的事，穷人对于打折优惠更为感兴趣，所以穷人更加喜欢网购、团购，似乎总有买不完的东西，虽然物流需要等待，但还是喜欢在价格较为便宜的网上货比三家选择商品。很多商家抓住了这一特点，开始为商品策划促销活动，而且会先为商品定一个很高的价格，之后再通过促销打折给出一个比较低的价格，这样会吸引到更多的顾客前来购买商品，最终达到商家出售商品的目的。

富人不屑于等待这样的机会。对于富人来说，时间是最为宝贵的，等待就是对时间的浪费，富人不愿意有这样的浪费，对于他们而言，消费是随时随地的，经济条件可以为他们赢得更多的自由度，也大大减少了时间的消耗。对于富人而言，购物是一种体验，他们更喜欢在实体店里进行消费，享受店员的讲解和服务。富人也会询问是否会有折扣，但是他们并不在乎折扣是多少，他们询问折扣只是为了体现他们对于消费的一种态度。富人相比于穷人而言，对团购、打折的关注度远远低于对名牌及其升值空间的关注度，富人往往对名牌更有研究，并常以名牌来证明自己的品位。

当然，穷人和富人之间也有相同点，穷人消费愿意买具有实用价值的东西，花少钱办多事；富人买的大多数是可以代表他们身份的东西，他们更在意自己的身份。所以富人和穷人的需求弹性是有差别的。

在消费者群体中，有一部分人会进行"面子消费"，这群消费者的消费逻辑不是按照收入的多少来决定，而是按照最大效用的原则来消费，他们有着自己独到的消费观念。

一个月收入几千的年轻人，抽几百元一盒的香烟是不大可能的。在他们的消费观念里，几十元一盒的香烟就是最大的消费，这看来似乎有"穷大方"的感觉。一位年轻的姑娘，为了买一个名牌的包包，愿意一年都省吃俭用，这样的做法在今天似乎很常见。世界首富比尔·盖茨曾因一次5美元的停车费太贵而拒绝支付，看上去似乎有"富抠门"的感觉。这样的例子并不在少数。曾经听朋友说过这样一件事，他的老板是一位非常有钱的成功人士，却因为一顿中午饭花掉了80元而抱怨了一天，而平时几千万的投资则不会皱一下眉头。

那么"越穷的人越大方，越富的人越抠门"的现象到底该怎么解释呢？原因归结为以下两点：一是死要面子活受罪型，为了自己的面子，饭可以不吃，用古话来说就是"饿死事小，失节事大"；二是多数的富人是由穷到富转变过来的，他们认为自己的每一分钱来得都不容易，具有保守的消费观念，同时他们也保持着对商品价值的独特衡量方式。所以越穷的人越大方，越富的人越抠门。

3. 如何逃离"有钱没时间"的局面

中午十二点，站在十字路口看着人来人往，似乎所有的人都匆匆忙忙；下午三点，打开朋友圈看着朋友的下午茶，似乎所有的人都那样悠闲。同样是生活，同样是工作赚钱，为什么总有人看起来非常悠闲呢？

（1）你只是看起来很忙。

快节奏的生活里总有这样一群人，对于一天的繁忙工作，他们所表现出来的态度似乎没有其他人那样积极。拿着相同的薪水干着相似的工作，他们看上去确实没那么悠闲：无休止地工作，无休止地忙碌，没有悠闲的下午茶，没有下班后的聚会，行色匆匆。在他们身上，似乎一天24个小时都用来工作还不够。

（2）没有一颗快乐的心。

如果你认为快乐的生活只是童年的幻想，是遥不可及的，那么你就大错特错了。快乐并不是很多人认为的那样，坐在那里什么事都不干，吃吃喝喝就可以了。快乐是一种心态，可以让自己沉浸在一个舒适惬意的环境里，平心静气、思绪放松、轻松自在地做自己喜欢的事。快乐是身体随着思绪自由自在地放松，想做什么就做什么。

（3）紧张的生活。

24 小时开着的手机，24 小时运转的大脑，24 小时的奔波，看上去这似乎是一种夸张的说法，但是当你停下来时，你会发现现在的生活就是这个样子的。我们每天匆匆忙忙地上班工作，即使是假期我们也会不时地看手机，看电脑，生怕会错过老板的短信息或邮件，连睡着之后的梦乡里都在工作。把自己的神经绷得紧紧的，不敢有一丝懈怠。

我们总是羡慕那些看上去悠闲的人，希望过上悠闲的生活，希望在繁忙的都市活得悠然自得。我们的人身如同音符，跳跃在美丽的五线谱上，是一首悠扬的田园小调还是粗犷的重金属摇滚，完全在于我们如何跳跃。当粗犷的重金属摇滚成了潮流，悠扬的田园小调似乎又成为我们的追求。在快节奏的生活里我们该如何跳跃出悠扬的小调呢？

（1）摆脱拖延症，为自己的生活争取更多的悠闲时光。

制订合理的计划，按照计划上的安排一步一步来完成。可把大的任务划分成为若干的小任务，规划出来合理的时间，定时定量地完成这些小任务。可制定适当奖惩机制，比如按时完成后奖励自己一顿大餐。很快你会发现拖延症并没有那么难以摆脱。

（2）学会享受悠闲。

适当放轻松，让身心感受到轻松的美好。在一个安静舒适的地方，关掉手机，让思维和身体放松，做自己喜欢的事，你会发现悠闲是多么美好的一件事，当你重新开始工作，你会发现工作的效率会比之前高很多。

（3）让自己匆忙的生活慢下来。

关掉自己很久都没有关过的手机，合上自己许久没有合上的电脑，漫步在安静的乡间小路上，你会觉得心情是那样的愉快，身体是那样的轻盈。慢下来后你才会发现原来生活中有那么多的美好，生活中有那么多的趣事。

有钱没时间是我们当下生活的常态，但是生活的精彩是需要我们自己去创造的。悠闲可给予我们坦然与宁静，因为悠闲的人生是一种清雅的人生，悠闲的生活是一种飘逸的生活，悠闲是一条宁静幽远的路。没有人可以事事得意、处处风光，看淡一切，看开生活，学会珍惜当下时光，在匆忙中找寻一丝悠闲，在悠闲中感悟匆忙的人生。

人生的旋律可能是高亢的，也可能是悠扬的，只有高亢与悠扬共存，才是最完美的人生旋律。让自己旋律不在单一，让有钱没时间的生活变为有钱有时间；让自己的人生不再匆匆赶路，偶尔停下来看看美丽的风景吧。

4. 理论上不赚钱的，实际上也许恰恰相反

某天在杂志上看到这么一篇文章，说有一个商人开了一家服装店，开业前期，鞭炮声"呼唤"来了大批人流，当然带来的收入也相当可观。但好事不过三天，没多久，他的店便迎来了淡季，利润迟迟不涨，看着一帮员工和囤积的货物，商人眉头一锁，拧成一个"川"字："明明自己和别家店卖的款式和价钱都相当，为何却不见盈利呢？"于是他查阅书籍，苦思冥想，最后设计了一个看似不可行的方案。

众所周知，网店已经成为当下销售的主要方式，所以这个商人便和某家快递公司商议，自己的所有货物都由这家快递公司送出，但条件是每件货物运费都要便宜百分之三十，结果双方达成了一致意见。第二天，商人便在网上打出广告："本店衣服件件免费，仅收取一点邮费。"其实，邮费比衣服成本和实际运费的总和还多一点。每件挣得不多，但量很大。不久，他便从这小额差价中收回了成本；再后来，他成了名扬一时的老板。

简短的故事里，其实蕴含了很多道理。理论上，这样的销售带来的利润太过微小，可以说是赔钱买卖，实际却并非如此。为什么结果会这样呢？主要原因有以下几点。

（1）重视自己独特的想法。"一千个人眼中会有一千个哈姆雷特。"也就是说，人人都有自己的意识，而意识的不同，则会带来说话、做事方式的不同。当现实与自己的想法格格不入的时候，很多人选择放弃，而这名商人却很重视自己的想法，做了别人敢想不敢做的事，最终成了富翁，获

得了成功。

（2）敢实践，不怕失败。这世上只有你想不到的，没有你做不到的。在现实生活中，大多数人即使有了一个很好的想法，也会在一顿饭后忘记，而那位商人与别人不同，当有一个比较可行的想法时，便勇敢地去做，不怕失败，最后也赚得盆满钵盈。

其实道理不难，商人把价钱标上免费，会吸引大量的人，从而实现薄利多销，钱自然滚滚而来。可悲的是，我们已经习惯了在生活中墨守成规，也习惯了看着别人成功。我们不敢把自己的想法付诸实践，过于害怕失败，不敢面对挫折与困难。

实践是检验真理的唯一标准。我们生活在这个多变的世界里，不能光顾着表面，眼光放远才是王道。如果你某天突然有一个什么自以为不切实际的想法，请放心大胆地去做，结果或许与你的预料恰恰相反。

"三百六十行，行行出状元。"每个领域都一样。事实上，我们离成功只有一步之遥，而这一步也是最难的一步，我们想要赚到更多的钱，究竟要怎么做呢？

（1）多读书，亲力亲为。

"书中自有黄金屋，书中自有颜如玉。"说的是一个人要多读书，多从书中思考一些别人看不到的问题，从而实现自己的价值。事情要亲力亲为，有时可能觉得自己的想法不着边际，但只有亲自做了以后，才知道这是否可行。

（2）少抱怨，眼光放远。

人总爱抱怨自己这不行，那不对。其实这都是自己没有想法或没有勇气去实现想法的表现。所以我们要时不时给自己加油打气，给自己足够的信心；另外，我们应该把自己的眼光放长远，不要被眼前的假象蒙蔽，说不定下一个富翁就是你。

5. 大力宣传的致富方法，往往无法致富

人们总会去关注成功人士的动向，想要从他们的身上获取致富的方法，总是想："他可以用这个方法致富，说不准我也可以。"

现在有很多宣传致富方法的电视节目，很多人也会去关注。站在台上的演讲者会把他的成功历程说给观众听，会把自己成功的方法大力宣传出去，来获得人们的关注。但是，他们会把自己的艰辛历程美化，人们往往无法了解他们真正经历的艰苦。每个人致富的方法不一样，所以他们所讲的东西也会不一样。台下的听众们听了虽无切身感受，却不会妨碍他们去模仿，但是他们能和成功的人一样成功吗？答案是否定的，也许这个方法在当时的情况下是好的，但是现在去模仿的话可能已不怎么适用了。

借鉴别人的经验有助于你成功，如果一味模仿别人则必将导致失败。但是可以从别人的做事方法中选择对自己有益的部分并运用到实际问题当中。模仿有一个前提条件，就是必须在同等的外界条件下才有可能成功，但是这个前提可能已经不存在了，所以大力宣传的致富手法往往无法致富。而若能"取其精华，去其糟粕"，保持自己的优势，遇到错误及时改正，才能把自己的事情做得完美。

陈小鹿是湖南非常知名的自制芝士条的微商，他创业仅仅一年半后就能月入 40 万，当时人们知道了这个方法后，纷纷效仿，但是大部分人都失败了，这是为什么呢？因为很多人都不知道他成功的真正原因。陈小鹿在做这行时，他手里面已经有了一部分的资源，他曾经做过 7 年的化妆师，而且服务的对象很多都是主持人和明星，这为他创业积累了一定的人脉，这些高收入人群是他成功的重要条件。这些条件加上不畏艰难的努力，他才收获了巨大的成功。

人们在模仿他的致富方法时，往往忽略了这些重要条件和他的努力，因而并没能取得成功。从这个事例可以看出，世界上的路不是走的人越多就越平坦顺利，如果只是一味地沿着别人的路走，不仅走不出新意，反而

有可能陷入困境当中，从而使自己面临失败。

有人说过："你就是你命运的设计师。"除了自己，谁也不能主宰自己的命运。每个人都是不同的个体，有不同的道路要走，如果走和别人一样的路，则会让自己迷失在别人的道路上。在学习别人的方法时要学会融入自己的特色，而不只是单纯地去模仿。

荀子说过："君子博学而日参省乎己，则知明而行无过矣。"在我们一味模仿别人大力宣传的致富方法时，有没有静下心来好好反思一下自己呢？别人在成功道路上用到的方法是因当时的情况而定的，但是这种方法适用于现在自己要解决的事情吗？因而要学会学以致用，不要总盲目地跟风。

所以，别人大力宣传的致富方法往往无法让自己致富。每个人都不一样，成功没有办法复制，自己的成功需要走属于自己的道路。

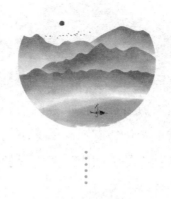

第十六章

投 资 智 慧 ： 人 对 损 失 的 关 注 常 常 大 过 收 益

> 赚 1000 元给人带来的快乐如果是 5 分，那么亏损 1000 元给人带来的痛苦则会远远超过 5 分，达到 8 分、10 分，甚至更多。

1. 你理财了，不过财未必会理你

绝大多数的人认为："一旦你理财了，财也就理你了。"于是，他们就会去理财公司咨询，而理财公司的人会说："只要你随意投入一点钱，等到公司上市的时候就会翻好几倍。"要是跑去向操盘手咨询，操盘手会想尽各种理由鼓动你合作炒股，他会抛出诱人的条件来引诱你。而私募经理则会以各种理由让你来买基金，并告诉你基金的回报率不是 3%，而是 30%。不计其数的发财机会看似都等待着你，财却不一定会青睐你。

在物价飞涨时，单凭不多的工资收入是不能很好地维持生活的。因此，人们便把目光投向了理财，希望可以从中发一笔横财。可是，也正因为这种急功近利的心理，人们常常会不自觉地陷入理财的陷阱。有很多理财投机者会利用人们的这种贪婪心理，让人们深陷其中，不能自拔。最后，人们不仅没有从中获利，反而有可能让自己赔得一无所有。

以前，有四个人结伴出去游玩，他们分别是固执者、粗心鬼、懒惰者和聪明者。走着走着，他们就在沙漠中迷失了方向，找了好久，都没有找到出去的路。与此同时，他们携带的水也已经喝得所剩无几了，他们想要是再找不到出路，就必死无疑了。上帝看到他们实在太可怜了，就给他们每个人一个杯子，并且为他们求来了一场雨。可是，令人奇怪的是这四个杯子并不一样，其中一个杯子是没有底的，有两个杯子装有半杯的脏水，而只有一个是干干净净完好无损的。

固执者分到了那个好杯子，但是他已经对自己现在所处的环境绝望到了极点。所以，他在潜意识中就给自己灌输了就算有水喝，也走不出沙漠的想法。因此，当天空下雨的时候，他直接把杯口朝向了下方，根本没有接一点水来供自己解渴，更别说想着剩余的 3 个小伙伴了。

粗心鬼拿到的是没有底的杯子，因为他做事过于马虎，根本没有提前检查一下自己的杯子，接水的时候，虽然一直都很认真，却没有接到一滴水。

懒惰者和聪明者两个人，拿着的都是装有脏水的杯子。但是，因为懒惰者太懒了，没有把杯子里的脏水倒掉，就直接用它来接雨水了。虽然杯子很快就装满了，但是他因为喝了这杯不干净的水而得了疾病，最后惨死在沙漠里了。与之相反，聪明者在拿到杯子后，先把脏水倒掉，然后接了一杯干净的水，最终只有他凭借这杯雨水走出了沙漠。

在理财时，有很多人就像固执者一样，单纯地认定只有银行储蓄这一条路，进而间接地拒绝了其他的理财方式，使自己的财产在无形中贬值了。虽然，有很多人最初是想理财的，却会因为理财方式选择得不恰当，最终只能看着别人获取巨额的收益。还有的人会像粗心鬼一样，只顾着高收益，却忽略了投资理财的安全性，让自己一下陷进去，可能开始会有一些收获，但最终会陷入别人的"陷阱"，得不偿失。而懒惰者则因为懒于去比较哪种理财方式比较好，所以常常会人云亦云，没有自己的想法，最后也不会赚到什么钱。

总之，如果大家都可以像故事中的聪明者，积极地去改变理财观念，进行独立的思考，那么，你理财的时候，财也会理你。这样，你就会从中获取越来越多的收益，当遇到危机时，也就能够及时收手来止损，而不是沉迷其中，无法自拔。

2. 越是输不起的人，越喜欢下大赌注

2022 年，小李认识了一位投资界的朋友。为了多赚点钱，朋友建议他在一些药物上进行投资，比如可以使蔬菜和家禽类快速生长的药物等。根据朋友的介绍，这种投资的回报率是很高的，并且盈利空间也极大，更重要的是所花费的成本很低。小李一听到有这种低成本高利润的投资，就心动了，他心想这种机会可遇不可求。于是，他就拿了几百元去投了一下，果真得到了上万元的回报。小李发现了这样的好事后，就放松了警惕，陆续又按照朋友的指点投了好几万元。可是并没有像第一次那样顺利，投进去的钱几乎都赔了。

小李去找朋友说："这可是我全部的家当啊，我还要用这些钱养家糊口呢？这下可怎么办啊？"朋友见状说："这次是我没有太注意，不过本来投资就是有风险的。你不妨再相信我一次，这次我不仅能让你把之前赔的赚回来，而且还可以让你大赚一笔。"本来，小李觉得自己不应该再相信他了。可是，先前赔了那么多，自己怎么和家人交代啊？左思右想后，小李决定再赌一次。

他瞒着家里人，向自己的亲朋好友借钱，说自己第一次才投了几百元就赚了上万元，这次如果多投一些会赚得更多。大家觉得小李平常还挺仗义的，于是就把钱借给了他。就这样，他东拼西凑了 10 万元，希望能翻盘。他把所有的钱都交给了朋友，让他帮自己去投资。

过了一段时间以后，小李朋友当初说的高额回报并没有成为现实。他

就去找朋友问怎么一回事。等见到朋友后，朋友以公司没有走账为理由打发走小李。小李急了，想把之前自己投资的钱要回来。朋友又说自己在公司人微言轻，没有权力随便动钱，他对小李说可以直接去总公司咨询。小李问朋友要了总公司的地址后，一刻不停地赶到总公司，谁承想这里早已经人去楼空了。等到再给朋友打电话时，朋友早已溜之大吉，小李这才意识到自己很有可能被骗了。

本来开始时赔了几万元，自己就应该清醒了。这下可好，因为一时的贪欲，不但弄得自己倾家荡产，还让亲戚朋友也跟着遭殃，这笔钱也不知道什么时候才能还给他们。小李越想越愁，瞬间什么奔头也没有了。早知道自己会输得这么惨，一定不会下这么大的赌注。

有许多人都曾有过和小李一样的经历，但是他们越是输不起，越要下大赌注，以至于损失越来越大。有多少股民在投资失利后，就发誓再也不炒股了；可是没过多久，他们就忘记了自己以前输得有多惨了。

有些人总是好了伤疤忘了疼，甚至会下比以往任何时候都更大的赌注，这是很不明智的做法。投资失利后，就不要再轻易受人摆弄。要控制好自己的欲望，理智分析市场，做出正确的判断，这样才不会屡战屡败。

3. 回报率越高，赚钱的概率越小

老王现在退休在家，虽然退休金不算太多，但也可以养活他和妻子。在家闲来无事，他就想着趁自己现在精神头正足，看适合再干点什么，为自己的孩子攒点钱。虽然一直有这种想法，却始终不知道应该干点什么，每天依旧过着与老伙计打打太极、下下棋的生活。直到有一天，一名自称是某投资公司理财顾问的小刘给老王打来了电话。

老王听到是推销类的电话，便想直接挂掉，可是听到"理财"两个字就想听一听，多了解一下。小刘说他可以帮助顾客买进一些有潜力上市的公司的原始股，这些原始股已经在当地的产权交易所挂牌，准备上市了。如果现在买的话，每股 5 元，但通过小刘公司买进只需要 4 元。当天购买，当天就可以获利。并且等该企业正式上市以后，每股就会涨好几十元，回报率相当可观。

老王听到有这么好的事情，反正成本也不高，就有些心动了。开始的时候，他想先试试是否真的像小刘说的那样，就先买了一点，没想到自己当天真的赚到了。他想等这个公司上市以后，自己买的越多，肯定赚的也就越多。于是，就拿出了自己的大部分存款，委托小刘买进了一个公司的原始股。之后，等了好长时间也没有消息，老王这时有点着急了。毕竟，这是他们老两口打算用来养老的钱。他急急忙忙找到小刘的联系方式，可是不管怎么打，小刘的电话始终打不通，好像小刘这个人根本就不存在一样。老王这才意识到自己有可能被骗了，他立刻打电话报了警。

随后，警察告诉老王，小刘本身就是一个骗子，而那家公司也根本不可能上市。老王刚开始会赚到钱，完全就是小刘给老王下了套，希望老王投进更多的钱。所以，也根本没有什么投入越多回报率越高的事情。

原始股的买进曾让很多人尝到了甜头，原始股一度成为"发财"的代名词。在股市发展初期，倘若投资者买进上百股，那么公司上市以后，一股可以涨到十几元，这样算下来就会发一笔小财。要是投资者有能力，可以买进尽可能多的股票，说不定就可以一夜暴富。这在当时看来，回报率的确很诱人。可是，随着股市发展越来越快，制度越来越完善，投机挣钱就很难了。

生活中总会出现像小刘一样的"黑心"人员，他们巧舌如簧，每天就想着如何让人们上钩。而且，他们还特别有针对性，专门向一些退休的人推销。因为这部分人闲来无事，有一定的积蓄，而且也会因为自身的一些缺点，很容易就被别人忽悠，自然而然地就上当了。

老王本来辛辛苦苦工作几十年，攒的一点儿养老钱，顷刻之间就被骗得所剩无几了。这样的事例时常会被媒体报道，而且那些受骗的人总是让人感到很无奈。人之所以会被骗，大多是因为太过于贪婪，而且没有足够的警惕心。否则的话，也不至于被骗。不是说因为怕被骗，我们就不去投资。只是，我们应该学会判断，看哪些是值得我们投资的，而不是一味地听别人说哪些投资回报率高。其实，那些号称回报率高的投资往往是赚不了什么钱的。在想着发财的同时，一定要谨防自己上当，掉入别人早已设好的陷阱。

4. 人人都厌恶损失，可又故意忽视风险

小杨是在2020年进入投资行业的，当时有数不清的基金公司抛出了诱人的宣传，众多的选择让小杨无从下手。由于他是一名新手，专业技术基本为零，如果开始选不好，就会赔掉自己投进去的所有成本。所以，在具有诱惑力的基金面前，他显得有些摇摆不定了。

就在他犹豫不定的时候，一家基金公司的宣传广告吸引了他的目光。该广告声称公司将会发行一只创新基金。于是，小杨拿了广告单回家，想仔细研究一下这只基金和管理这只基金的陈经理。经过多方面打听，小杨了解到陈经理是该基金公司的一名元老级人物，拥有多年管理基金的经验，并且业绩也相当惊人，广受业界人士的好评。所以，小杨从潜意识中认为陈经理是相当有能力的，要不然也不能那么受领导重视。

小杨凭着自己的判断和单纯的对陈经理的信任，把自己全部的钱都买了这只创新基金。的确，陈经理凭着自己多年的经验也确实没让小杨失望，这只基金一直在稳步上升。小杨为自己的这一选择高兴，暗自窃喜自己眼光独到。而且，每逢朋友聚餐的时候，他就会说陈经理相当有能力，并把他帮助自己赚钱的事例，一遍遍重复告诉每一位朋友。

有的朋友听了小杨的讲述，也开始心动起来，就打算买这只基金试一试。可是研究了半天，发现这只基金的经理人早已不是陈经理了。于是，朋友赶紧把这个消息告诉了小杨。刚开始的时候，小杨还感到非常郁闷，为什么基金经理换了人，自己却全然不知呢？他当初之所以会买进这只基金，很大一部分的原因是他信任陈经理。虽然现在的基金依然很稳定，但是他对现任的基金经理却不是非常信任。

对于这家公司换了经理人却没有告知自己的行为，小杨非常郁闷。于是，他二话没说，就直接去基金公司找到了他们的负责人，小杨表示虽然自己表面上在购买基金，实际上是在投资基金经理。一家基金公司换了经理，买进基金的人却一点消息也不知道，这是任何人都不能接受的。

公司负责人听到小杨的抱怨，首先进行道歉，然后对他们更换经理人的原因进行了说明。随后，负责人表示现任经理也是具有丰富经验的资深经理人，他同样会给大家带来巨大的收益。小杨在心里盘算了一番，想着也是为了赚钱，要不就听负责人一次。

可是，没过多久，小杨投进去的钱都打了水漂。后来，他从别人的口中得知，其实现在的那个经理人根本就不像负责人说的那样经验丰富，他只是凭借着家里的关系，才把陈经理给挤走了。这时的小杨后悔不已。他如果像之前分析陈经理一样，来分析一下现任经理，也不至于造成这么大的损失。因为他一心想着赚钱，才忽视了这么严重的问题。

投资是一点也不能大意的。买进基金除了要认真选好购买的基金外，还要选择好基金管理人，二者缺一不可。而且，切不可因为一点小利，就放松警惕。不然最终只能让自己面临更大的风险。

5. 一投入资金，投资策略就会失效

小许是一名大学应届毕业生，她初入职场，每天都过着朝九晚五的生活。她每个月赚的钱根本不能满足自己的欲望，于是就思量着搞个副业。她看到很多同事都买进了基金，而且还小赚了一笔，所以就想着也碰碰运气。可是，她刚工作没多久，没有一点儿存款，用什么来投资呢？这不禁让她迷茫起来，或许只能眼睁睁地看着旁人发财了。

有一次，小许去购物，在刷卡付款时，突然冒出了一个想法："我可以利用信用卡来提前透支，然后用节省下来的资金买基金呀。"在经过一系列思想斗争之后，她决定就用这种办法来解决自己资金短缺的问题。首先，她将自己的工资留下 500 元作为日常开销。然后，用剩下的 2000 元买了一

只平衡型基金。可是，之前留下的 500 元根本经不住花。所以，她就用信用卡来支持自己的消费，如吃饭、买衣服、应酬等。等到需要还债的时候，她就把基金卖掉。

小许以这种方式支撑了半年的时间。在这期间，她获取的收益远远超过了 40%，这不禁让她暗自庆幸自己确实具备投资的头脑。但人的欲望是无止境的，她享受到投资给自己带来的收益后，就奢望能赚到更多。后来，她从朋友那儿了解到股票获得的收益要更快更多一些。于是，她就立刻去银行办了一张高透支额的信用卡，以后专门用这张信用卡取现并投资股票。

她用透支的 5 万元买了一只股票，一个多月的时间就净赚了 30%，这让小许高兴不已。但是，没过多久，这只股票就呈下降趋势，毫无征兆地让她损失了一大笔钱。粗略地计算了一下，不仅没有把成本拿回来，还倒贴好几千元。她想和家人一起去旅行的美好愿望也破碎了，对于这样的风险，她是根本没有预料到的。

小许之前都是用信用卡来透支消费的，因为可以有大约 50 天的免息使用期，而且几乎每一个银行的信用卡都有透支功能，所以她把自己的工资和部分透支的钱都用来投资股票了。虽然她的这种小聪明有可取之处，但当她准备投入更多的资金的时候，也就意味着要承担更多的风险。而且，稍有不慎，就会被投资市场"教训"。原本是有利益可图的股票，当你尝到甜头想加大投入的时候，就会发现自己先前的策略似乎出现了纰漏，不仅得不到高回报，反而会让自己负债累累。

投资可以帮助我们获得收益，但是像小许一样采取这种方式，风险是很大的。开始时，一定要选好一只相对比较稳定的股票，这样在赚钱的前提下，还不用承担过大的风险。可是，当你从中尝到甜头后，就想投入更多的钱，获得更高额的回报。当你因为种种原因，比如没有及时关注股票市场的动态，获得更多相关的信息等，自己的投资策略就很有可能偏离市场规律，从而造成大的亏损。当你开始贪得无厌时，也就是走下坡路的时候。所以，在投资中尝到甜头后，要学会及时收手，避免造成不必要的损失。

6. 别人都谨慎时，就是你"贪婪"的时候

小张炒股已经有七八年的时间了，他不仅喜欢炒股，还非常热衷于基金——一直以来都比较稳妥。可近来股市有些不景气，尽管他每天都关注着大盘，为此还耽误了不少工作。当面对股市持续下跌时，有很多人已经在急切地准备撤出股市，想等股市好转一些再说。而有些人因为过于冒进，赔得倾家荡产。

小张在观望了几天之后，决定一反常态，跟别人对着干。他没有同别人一样害怕而放弃，而是仔细地分析股市的基本面。最终，他又拿出了自己仅有的一点积蓄买进了一只化工股。后来，事实证明他的这种选择是正确的，小张买进的化工股一直都在攀升。小张独自窃喜，幸亏自己当时没有人云亦云撤出来。否则的话，账户里又怎么会多出了好几万元呢？当然，这也是他凭借自己多年累积的经验和果断的买进所换来的。在所有人都不愿意承担风险、谨慎收手的时候，你就得学会"贪婪"，这样才会收到意想不到的效果。

被人们尊称为"股神"的巴菲特曾经就说过："当别人都谨慎的时候，你要学会贪婪；而当别人肆无忌惮地贪婪时，就是你该谨慎的时候了。"小张正是很好地领会了巴菲特这句话的含义，才在面临风险的时候，能够让自己咸鱼翻身。

而很多的人并不能像巴菲特那样，他们永远都和别人一起贪婪，和别人一起谨慎，缺乏自己的思考和判断，这无疑是与巴菲特的理论背道而驰的。

小林是一名都市小白领，每个月都入不敷出的她希望可以通过投资基金让自己手头宽裕一些。前不久，她经过好友的介绍投资了一只不断上涨的基金。本来觉得自己的运气很好，可是最近她听一个人说这只基金要走下坡路了，而且对方还一直劝她一定要赶紧收手。

因为是朋友介绍的，加上朋友也没提醒过，就没太放在心上。后来，看到周围的人都把自己当初买的基金给卖了，她害怕自己被套在里面，于是小林就抛售了自己的基金，自己也感到轻松许多。结果没多久，被小林卖出去的那只基金又呈现上升的趋势，一路上涨。小林这才后悔自己当初承受不住压力，把好好赚钱的机会给错过了。

有很多人都会犯和小林一样的错误，这是大多数人最普遍的心理。当看到自己买的基金或股票上涨，就会高兴不已，想迫不及待地多买一些。相反，如果买的基金或股票下跌，大家又会坐立不安，难以入眠，一味想着该如何将自己的损失降到最少。

大家只是一味地跟风买进或卖出，却忘记了要独立思考，忘记了所有的事情都需要掌握一个度。如果只是盲目地跟风，就会让自己后悔。也正是自己的这种嫉妒心和急于求成的心理，让自己迷失了方向。看到别人赚钱就两眼发光，于是自己也一心想既赚得多，又赚得快。这种心态往往会使得自己不能进行理智思考，频繁地买进或卖出，最后给自己造成一些没必要的损失。

同别人一起贪婪，只会分得一小点利益；同别人一起谨慎，只会为他人铺路。所以，聪明的人都会在别人谨慎的时候出手，这样才可以从中获取别人得不到的利益。

下 篇

墨菲定律

笑一笑，明天的生活未必比今天更好

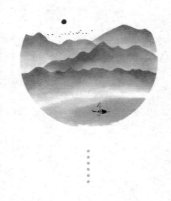

第十七章

友 谊 ： 越 完 美 ， 越 难 以 交 到 真 心 朋 友

> 人人都喜欢和优秀的人交朋友，不过如果你超级完美，那么交朋友就会变得困难，有时候一个无伤大雅的小缺点往往会令你更受欢迎。

1. 人们并不喜欢和太优秀的人交朋友

试想一下，如果你的同事或者朋友中有一个非常优秀的人，各方面都要比你优秀很多，你还会主动去结交他、靠近他吗？一个人太优秀，容易使其他人感到自卑，甚至产生嫉妒心理，所以人们往往不喜欢和太优秀的人交朋友。

每个人都想得到别人的肯定，都在不自觉地维护着自己的形象和尊严。如果在谈话的时候总显示出高人一等的优越感，就会在无形之中损害他人的自尊和自信，那么他人对你产生排斥心理甚至敌意也很正常。

如果一个人想让自己的生活平静一些，不想招惹太多的是非，那么在平时就要遵守低调做人的原则。有些人头脑敏捷，做事的时候往往比别人领先一步，考虑得也比别人更长远，但是切记不能和失意的人谈你得意的事，这是为人处世的大忌。你把你的成就摆在别人面前炫耀，无形中就会让对方产生技不如人的感觉。这样你的无意之举就会在无形中贬低别人而抬高自己，这不会让你成为众人追捧的对象，反而会让人对你心生嫉妒。

而且过于优秀的人，还会激发起他人的挑战欲。如果你在工作中表现得十分出色，那么很可能会有一个人站出来和你竞争，为的就是证明他不比你差，甚至比你更优秀。这样一来，你每天的工作都会充斥着勾心斗角，既要时刻防备着别人给你下套，更要时刻关心其他人的工作进度，因为一旦他超越了你，等待你的必将是讽刺和嘲弄。

最关键的是，如果你平时表现得过于优秀，在你需要帮助的时候，很少有人愿意帮助你，别人更乐于看到你的失败，这样他们的心中才会平衡。

那么，该如何低调做人呢？

（1）聪明外露不如智慧深藏。

真正的智者，纵然才华横溢、学识渊博，但平时并不会显露出来，而且无论他身处什么职位，都不会锋芒毕露，也不会特别引人注目。但等到真正出现有挑战性的工作项目，在时机合适的时候，他才会挺身而出，将自己的才能发挥出来。

（2）看破不说破。

聪明人之所以聪明，是因为他可以看透一些别人看不透的事情，但是这并不意味着看透就要四处宣扬。有时候，看破不说破就是一种人生智慧。人和人之间最忌交浅言深，所谓"逢人只说三分话"不是没有道理的。即使你已经看清了事情的全部真相，但是对于别人，还是要留住七分话不要说。有的时候说得多，也是一种错误。

（3）不能有优越感。

在社交生活中，那些既有才华又谦让豁达的人总能赢得更多人的友谊，高看自己而小看别人的行为必定会引起他人的反感。谦虚的人往往能得到别人的信赖，因为谦虚，别人才不会认为你对他构成威胁，你才能赢得别人的尊重，建立起良好的友谊。如果一个人在成功的时候不傲慢、不夸张且不将喜乐表现出来，对人仍保持谦恭的态度，他才能受人欢迎，获得别人的尊重。

不要成为别人眼中过于优秀的人，不给别人压力，在日常的生活和工作中和他们融为一体，即使你真聪明绝顶，也要把才能用在最该用的地方。

2. 背后捅你一刀的，往往不是敌人而是朋友

有些时候，一些你认为是朋友的人却是对你伤害最大的人，换句话说，在背后捅刀的往往不是敌人而是朋友。在你认为他是朋友而放下心中戒备的时候，对方就已经给你设下了圈套。所以一定要有防人之心。

对于那些和你称兄道弟的人，你一定要充分了解他们的内心。特别要看清楚那些以朋友为名义，准备利用甚至伤害你的人，提前洞悉他的意图，做到不为"朋友"所伤。

当你没有办法确定一个人接近你的目的时，判断他对你感情真假的一个好方法就是给他足够的时间和空间表现自己，这样你能发现足够的细节来判断。无论那个人多么擅长伪装，在掩饰感情上多么专业，只要时间够长，他总会有失误的时候。

一旦他出现了失误，就是你判断感情真假的最好契机。抓住他的失误，他接近你的目的也会显露出来。如果你无法抓住机会，那么你不但看不透他的真实面目，还会被对方看透。

判断感情真假的技巧就是细心，只要你足够细心，就可以从他和你说话的态度还有一些细微的肢体动作中看出他的真实动机，进而可以将他和真正的朋友加以区分。只要你足够细心、足够老练，不论对方多么高明，你总会发现对付他的办法，从而避免自己受到伤害。

如果我们能够很好地修炼自己，提高自己的洞察力，那么就能寻找到能够肝胆相照、患难与共的朋友。下面这三种朋友不可轻信。

（1）酒肉朋友。

有些人看似有很多朋友，经常在一起吃吃喝喝，看似无话不谈，其实都是酒肉朋友，有饭局的时候招之必应，一旦真正需要帮忙，他们都消失得无影无踪。酒肉朋友多是贪图利益的人，所以大多数酒肉朋友都是靠不住的，他们往往以钱财论亲疏。

与其说他们想和你交朋友，不如说看到你有利可图，有利用价值，才会和你亲近，一旦你失去了利用价值，他们就会和你疏远。他们交朋友图的是"利"，所以酒肉朋友都不会长久，还不如没有。有时间交几十个酒肉朋友还不如交一位真正的知己。

（2）两面三刀的朋友。

有一种人，在你面前是好朋友，表现得十分亲近，但是背后就像换了一个人，诋毁你甚至陷害你。对这种人，一定要慎之又慎，更不要和他们成为朋友。但是两面三刀的人短时间无法被分辨出来，所以如果你没有识人之能，就需要相当长的时间来辨识。

两面三刀的人一般都善于搬弄是非，他们会在你的面前说别人的坏话，这时你需要谨慎，因为他们也会在别人面前说你的坏话，甚至把你的话添油加醋地传递给别人——让你和别人出现矛盾，这就是他们的目的。所以，想避免吃大亏，一定不要和两面三刀的人交朋友。

（3）忘恩负义的朋友。

滴水之恩当涌泉相报，这是做人的基本常识。如果与知恩不报、忘恩负义的人为友，就等于自掘坟墓。这样的人，你敢和他交往吗？所以在和一些人接触的时候，不妨多留意一下他是如何对待有恩于他或者帮助过他的人，如果他对那些帮助过他的人都可以冷脸以对，他在利益面前也可能会出卖你。

你不一定要有很多朋友，却一定要有真正的朋友。你要将那些别有所图的人挑出来，远离他们，否则只会深受其害。如果不能避免与之交往，平时就要多加提防，以免受害。

3. 没人给你打电话，是因为你没给别人打

常有人抱怨说，自己手机通讯录中那么多的联系人，却没有人给自己打电话。在抱怨之前，不妨问一下自己，平时主动联系过别人吗？

友谊需要维护，因为人和人空间上的距离很可能会导致友谊淡化。钱买不到友谊，而且友谊又很容易失去，所以想要维持友谊，就要不时地问候一声。

小丽是一个非常有人缘的女生，在学校的时候，身边有一大群朋友，哪怕在上班之后她也会在周末和朋友小聚一下。但结婚后，小丽的生活变得忙碌，白天上班，下班做饭，周末还要做家务；等生了宝宝之后，忙碌的生活再次升级。

慢慢地，小丽的朋友几次邀请她都不成功，甚至连续几个朋友结婚小丽也没有到场。小丽不忙的时候，她也很少主动和朋友联络。

直到小丽的孩子需要上幼儿园，出于对广告的不信任，正在苦恼如何选择一个优质而且费用不太高的幼儿园时，她突然想起来有一个朋友有这方面的资源，就打电话联系对方。可是对方很长时间才想起来小丽是谁，并且态度很冷淡，在小丽说明情况后，对方表示无法帮忙，随后就挂断了电话。

而这位朋友恰好是小丽上学时最好的朋友之一，因为长时间没有联络，再加上最初多次邀请小丽都没有回应，关系就急速降温，直至成为陌生人。

小丽平时忙于自己的生活和家庭，等到清闲的时候又想一个人独处，慢慢地淡忘了朋友的存在，而朋友自然也就淡忘了她。我们一直忙于工作、事业、家庭等，往往会把自己主观认为牢固的友谊放置在一边。但是这些自己认为牢不可破的友谊，却会因为长时间没有来往而渐渐生疏。

友谊需要维持，平时花一点时间和朋友联系，并不会影响你的工作和生活，尽可能地和朋友保持联系，一起聚聚餐，互相分担忧愁、分享快乐。即使朋友离得很远，也要打打电话，聊聊微信，在不打扰对方的前提下，

关心一下对方的生活。只有这样，友谊才会保持下去。

与人保持联系是人际交往的必要手段，是维系人际关系的桥梁。不要忽略朋友，不论你朋友数量多寡。如果你忽略了朋友，那么他就会认为你不重视他，进而导致你们之间友谊的破碎。久久不联系的朋友，打电话过来张口就需要帮助，相信你也会有一种被利用的感觉，而且往往不会同意得很干脆。所以只有平时保持联络，在有困难的时候才更容易开口求助，也不会因为感情的淡薄而遭到直接拒绝。

不要一直等待朋友联系你，主动联系朋友也是一种投资，这种感情投资不费时不费力，而且往往回报颇丰。你主动维持的友谊，能让你在需要帮助的时候，收获一片温暖。千万不要遗忘你的通讯录，时刻要记住，真朋友是可以陪伴一生的。

4. 保持隐私距离，才能相处得更融洽

在封建社会中，人们虽然住得很近，大部分的时间却都是各自忙着各自的事情，互不打扰，这也就是所谓的"鸡犬之声相闻，老死不相往来"。而在当今社会，人们却走向了另外一个极端，哪怕两家住的距离很远，也会经常电话来往；在一个城市里，有的人就会有事没事去别人家里坐一坐，而且一坐就是好几个小时。如果恰好主人也清闲，那可以当成维系友情的行为，但是当主人家想休息的时候，再海阔天空地去闲聊就是对对方的打扰了。

有一位作家，他每天晚上 7 点到 10 点之间灵感迸发得最快，很多人都知道他的写作时间，拜访的时间都会选择在白天。有一天夜间，作家正在进行创作，在思路最清晰、灵感不断跳跃的时候，响起了敲门声。原来是他的一个老朋友，他只好开门让他进屋。等到老朋友离去，已经是 3 个小时之后了。其间尽管作家保持沉默，努力地去抓住那跳跃的灵感，但是老朋友依然滔滔不绝。当作家再次回到桌前时，所有的思路早已消失不见。

因此，交友不要过于亲密，一方面会影响双方正常的工作和生活，另

一方面过度频繁的来往会影响感情的持续时间。朋友要注重用心交流，来往时要注意"度"。

想要维持好和朋友的关系，保持适当的距离是很重要的。

（1）不要过度依赖你的朋友。

你要知道，朋友不是父母，没有保护你甚至看护你的义务，朋友的帮助是情分的表现，他们可以帮助你，却不能为你包办所有的事。过度的依赖会损伤你和朋友的关系，你必须清楚，即使是最好的朋友，也只是朋友而已。

而且依赖朋友会导致你自己没有主见，有的朋友在你无法做决定的时候，以盛气凌人甚至无法抗拒的姿态对你指手画脚，哪怕你不认同也必须顺着他的想法去做。这时候你就处于朋友的控制之下，想必此时你的心情一定不会很愉快。一旦你从朋友的控制下解放出来，你会发现不仅心情发生了改变，你和朋友之间相处的模式也会更加平等。

（2）不该问的不要问。

朋友也有自己的秘密，这并不意味着不信任你，而是对他自己负责。换位思考一下，你也有需要保护的秘密，所以不要打听别人的隐私。

在你的朋友觉得不便公开某些个人隐私或者秘密的时候，你不可以再强行追问，更不可以私自偷看或者向别人打听，即便你们的关系再好，这样的行为也会让朋友感到厌烦。每个人都有保守自己秘密的权利，一般来说，涉及敏感性的问题，是否公开在于对方，如果你擅自替他公开了秘密，那你就犯了交友的大忌。

（3）朋友之间不能毫无顾忌。

当人处在安全的地方时，人的大脑和思想就会放松。和好朋友在一起的时候，你可能只注意到你们之间的关系在不断地进步，每天都可以无话不谈，甚至可以向外人宣告："我们之间没有秘密。"

但是有时也可能因你一时口快，导致关系破裂。往往越亲密的关系，破裂之后对你的影响就会越大。所以要时刻保持头脑清醒，不要说出不该说的话。

健全的和不健全的友谊，两者之间往往只有一条极其细微的界线，有些人和朋友的关系恶化，就是因为他们看不到这条界线。

5. 不要背后诋毁人，因为对方很可能会知道

在关系复杂的社会中，你随口一句话，谁也不知道会传到哪里去。你很可能会因为无心之言，而身陷是非之中，最后莫名其妙地得罪人甚至丢掉工作。所以想明哲保身，还是远离八卦是非为好。

不随便谈论别人的是非对错是一种品德。俗话说："认认真真做事，清清白白做人。"无论身处何位，无论从事什么样的工作，所作所为都要做到于人于己问心无愧。不论别人会不会知道，都不能在背后议论。

因为人和人之间的关系很复杂，你不可能确定你面前的这个人和你议论的那个人一点关系也没有，或者和你一样讨厌他。如果你总是找人倾诉，总会遇到一个明面上和那个人不和，实际情况却恰好相反的人，甚至你的竞争对手或者对你有意见的人会借机去向那个人传递你所说的内容，使你陷入危险境地。

小李是公司的新员工，为人热情，做事勤快。作为新人，他又是主动打扫办公室，又是帮同事端茶送水，拿快递取外卖更是十分积极。但是他的热情有些过度，在工作之余小李喜欢和同事聚在一起侃侃而谈。问题就在于他谈的既不是时政新闻也不是工作内容，而是反复地抱怨公司的待遇不公正，还指名道姓地说某人明明干活很少却拿着丰厚的薪水。同事这时往往会转移话题避而不谈或者保持沉默，但是小李并没有因此而收敛，而是继续诉说自己的遭遇如何凄惨。最终，试用期一到，领导就找了个理由让他回家了。

小李讲的也许有些道理，公司的某些人就是付出少回报多，可我们必须知道，任何公司都有两套组织结构：表面上看是一目了然、按规矩来的大集体，暗藏着的却是一个有裙带关系的小团体。

中国自古以来的传统就是重关系、重人情。小李过分苛求公平的看法很可能会传到某些人的耳朵里。面对各种复杂的职场关系，千万不要顾此失彼，更不能大肆谈论自己的看法；而且只有找到一个恰当的位置，才能游刃有余地享受工作。

即使只对你的好朋友诉苦，也不是百分之百安全。这和你选择的场地有关，如果你在电梯中、饭店内和朋友说一个人的坏话，那么很可能身边一同乘坐电梯或者坐在你邻桌吃饭的人中就会有和那个人相识的人，这种概率很大。

我们希望好事传千里，坏事不出门。可事实常常相反，坏话总是传得很快，最后还可能冷不丁地传进你的耳朵里。既然大家都觉得自己会被人说背后话，那么我们完全可以创新，背后说说人家的好话呀！要知道，背后说人好话，表面上别人没有听见，很有可能"打了水漂"，自己似乎并没有捞到好处。可是，如若听的人将这些好话传到对方耳朵里，效果会比你当面奉承还要妙。不信就试试，别怕好话传不到别人耳朵里。

说话之道是一门艺术。人们这张看似简单的嘴巴，用得好事半功倍、事业腾飞，用不好身败名裂、讨人厌恶。行走在职场的我们，就好比走在一条通往成功的道路上，不过这条路还在施工。所以要记住，在抵达成功之前，戴好"安全帽"。

6. 钥匙理论：真心才能打开对方的心门

钥匙理论告诫我们：不要抱怨这个世界太坏好人太少，无论是谁你都真心对待，你会看到另一片蓝天。用你的真心来面对世界，用你的真情实感来打动你身边的每一个人。

在日常生活中，我们总是更喜欢诚恳可靠的朋友，并且提防和痛恨口是心非、虚伪阴险的人。这是因为真诚和无私能让一个外表平平无奇的人平添很多内在的吸引力。而且对人真心实意一点，更容易获得他人的信赖和理解，也能得到更多的支持和帮助。

友谊：越完美，越难以交到真心朋友

每一个人的内心深处都有一扇上锁的大门，这扇大门在平时处于关闭状态，只有在朋友面前才会敞开。也就是说，这扇门只会向获得自己信任的人开放。真心就如同一把钥匙，能打开人们的心灵之锁。人与人之间的交往不需要太多的技巧和手段，只要付出真心就够了。而想赢得别人的信任，想要成为对方的朋友，你需要用真心去换真心。

在发展人际关系的时候，如果你用真心实意取代防备和猜疑，往往能获得出人意料的收获。想要得到知心的朋友，首先要敞开自己的心怀，讲真话、说实话、不遮掩，用你的坦率来换取朋友的赤诚。

人与人的交流，贵在交心。心与心相互碰撞，才能产生共鸣，彼此知心。不要抱怨别人不理解你，你要先为别人打开心门；不要抱怨别人不和你做朋友，你要学会用心与人交往。现实生活中，即使冷若冰霜的人，只要你对他流露出真情实感，他也会被你融化。在人际交往中，不要把自己包裹得太严，藏得太深，这样你永远交不到真心朋友。

真心实意地对待一个人并不困难。那么我们应如何做呢？

（1）学会尊重他人。

在和人交往的过程中，你对待别人的态度往往会决定别人对你的态度。所以对待一个人，首先要做到尊重他，只有尊重一个人，才能获得对方的好感。

（2）发现他人的闪光点和兴趣。

一个人身上的闪光点是其人生价值的最大体现，如果你能够潜心地发现朋友的闪光点，那么朋友一定会对你露出笑颜。找到他人身上的闪光点，就相当于找到了一个人的人生意义所在，自然更容易被人当作知音。你赞赏他人的闪光点，就等于在赞赏他本人，而且你的赞赏会让对方十分受用，他们会努力将闪光点发扬光大，而且必然会对你有所回应。

每个人都有兴趣，这些兴趣可能很高雅，也可能很大众，但无论如何，这是他对生活的一种追求。当你找到一个人的兴趣所在时，那么就不愁与他做朋友了，你对一个人的兴趣很感兴趣，就等同于你对他本人感兴趣，自然他也会对你产生兴趣。

（3）学会赞美他人。

每个人都愿意听到别人的赞美，所以你不要吝啬，除了那些非常值得称赞的大成就，对一些小的方面给予赞扬也是必要的，这样你会得到更多的回应和爱戴。

总而言之，处世交友，只有真诚才能得到对方的信任与认可。真诚是一种激励，因而要让对方感到自己是个真诚的人。这种心理是很微妙的，与同事相处，天天见面，唯有真诚才是保持友好关系的基础。

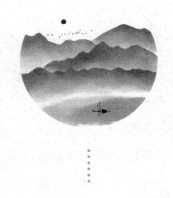

第十八章

爱　情：为　什　么　你　爱　的　人　却　不　爱　你

> 你爱他，他却不爱你；两个人明明非常相爱，可最后还是不能在一起……爱情的世界里，为什么一切都这么不讲道理、不论逻辑呢？

1. "我爱你"并不等于"你爱我"

爱情没有平等而言，它不等同于学习、工作，付出意味着学习的进步、工作的成功。在爱情中，付出和回报很少是等同的。飞蛾扑火换来的往往不是坠入爱河而是粉身碎骨；撕心裂肺地追逐爱情换来的可能只是一个漠然的离开。世界上有很多事情可以计较是否公平，但唯有爱情是不可评判的。世界上，谁都不欠谁的幸福，欠的可能只是一声"对不起，请放手"。

23 岁的张爱玲遇到大她 14 岁的胡兰成，这段爱情注定是个悲剧。那时张爱玲还没有谈过恋爱，爱情在她的眼中还是神圣的、纯洁的，而胡兰成是情场老手，他有一妻一妾，除此之外还有数位情人。这些世俗的眼光并没有阻碍张爱玲对爱情的追求，她爱得奋不顾身、无法自拔。她对胡兰成的迷恋，一方面可能来源于初涉爱河的新鲜，而另一方面可能是出于崇拜和胡兰成对自己文字的赏识及两人在文学上的共鸣。张爱玲不管胡兰成的尴尬身份和外人的劝阻，毅然与胡兰成私定终身。

即使这样，一代才女终究不能挽回胡兰成这个爱情浪子的心。胡兰成流离到武汉后爱上了一名姓周的护士。抗战胜利后，胡兰成逃之夭夭，留下张爱玲独自面对舆论的攻击。同时这位多情浪子也没有闲着，他又爱上了朋友的妻子范秀梅。胡兰成在逃亡期间，不仅不管张爱玲的死活，而且还要张爱玲给他寄生活费，而自己在外面还养着情人。

张爱玲去温州找胡兰成，让他在小周和自己之间进行选择，但是胡兰成这个懦弱的男人却选择折中，他始终没有给出答案。胡兰成的背叛使得张爱玲痛彻心扉，张爱玲却始终无法真正从心底将胡兰成驱除。1947 年，胡兰成脱离险境，张爱玲才最终下定决心，寄了一封分手信给胡兰成。虽然张爱玲到这时候才真正宣布分手，胡兰成心中却早已经抛弃了张爱玲。

很多人说张爱玲的爱是不值得的，但是他们在一起谈论文学相互欣赏的美好时光谁又能说不是动人的？张爱玲的才情被这位博学的文人赏识时的那份悸动，相信外人也是无法体会的。值不值得，公不公平，也只有当事人才能体味到，其中的酸甜苦辣也只属于他们。

爱情本就不公平，何必斤斤计较得失。曾经爱过，曾经带给彼此快乐，即使后来分开，留有遗憾，但是偶尔想起，再看看往日的真心情意，嘴角也会不自觉地微微扬起。在感情中寻求平衡的人是愚蠢的，他们以为"以其人之道还治其人之身"是最好的解决方法。实则不然，亲密关系中的一方如果感到不公平就离开，和平离开，起码留下了当初的美好。大吵大闹，把之前的美好一举否定，无疑也是对从前的自己的否定，这样做是极其不理智的。

感情是感性的，无法衡量，爱情不是交易，也不是双方的谈判。爱情中最智慧的做法也许是在不平等的爱情之中极力寻找最为稳定的支撑点，这样的亲密关系才会更加持久。

2. 为什么两情相悦的人往往不能在一起

当你喜欢我的时候，我不喜欢你；当你爱上我的时候，我喜欢上你；当你离开我的时候，我却爱上你 。是你走得太快，还是我跟不上你的脚步。命运是一种很奇妙的东西，明明两个人很适合，很来电，但阴差阳错，一个不经意，就成为擦肩的过客，成为彼此的过去，再回首仍然是满满的不甘心，但是也无可奈何。

是什么原因造成这样的遗憾呢？为什么两个人明明很喜欢却不能在一起呢？"爱情时差"是众多原因中不容忽视的一个。爱情的道路上，经常是男性比较主动，而女性经常处于一种被动的状态，既渴望爱情同时又由于自身的羞怯而犹豫不决。这种犹豫不决可能给男性一种错觉，认为对方并不喜欢他。长此以往，男性渐渐地失去了兴趣，选择了放弃。有时候不是因为不合适，而仅仅是因为男女两性在认识上的不同。"爱情时差"经常造成有缘却无分，成为彼此的过客。

男孩和女孩青梅竹马，彼此早已暗藏情愫。但是羞于开口，男孩从未向女孩表白自己的爱意，同时女孩也从未刻意地表现出对男孩的喜爱。

时间悄然过去，男孩、女孩到了婚嫁年龄。两人虽然没有当众表白，但是在众人眼中，他们早就在一起了。他们是上天注定要在一起的恋人，彼此的幸福洋溢在脸上。虽然这样，但是毕竟名分不在，他们都在等待着对方先行一步表白心迹。

女孩 25 岁生日那天，男孩带上为女孩特意准备的精致礼物如约而至。人海之中，女孩眼中看到的只有男孩羞涩的脸庞。女孩期待着，但是男孩并没有在生日宴会上表白。他总是认为恋爱是两个人的事情，没有必要搞得众人皆知，何况人们眼中他们早已经在一起了。生日宴结束，宾客走后，女孩迫不及待地走进自己的房间，打开了男孩的礼物。没等到告白的女孩以为所有的情话都会掩埋在礼物盒中，但是她并没有看到期待的情书，里面只有一个音乐盒，音乐声响起，优美依然。失望的女孩没等到音乐结束就关掉了音乐盒，失声痛哭整整一夜。经过很多年的等待后，她认为男孩并不喜欢她，多年的等待只是自作多情。女孩远离了男孩，独自踏上了去远方的旅程。

几年后，女孩嫁给了爱她的新郎，男孩也娶妻生子，日子在无声中渐渐流逝。有一天女孩回到家乡，无意中翻看陈年旧物。音乐盒上的灰尘唤起了深藏在心底的伤痛，打开音乐盒，悠扬音乐响起，陈年旧事浮上心头，恍惚就如昨天。音乐即将结束，响起了男孩的声音："喜欢你很久了，原谅我胆小如鼠。今天终于鼓起勇气，表达我的心意，我爱你，很久很久，如果你刚好也喜欢我，那就在一起吧。等待你的消息。"眼泪漫上女孩的脸庞……

有时候爱情就差一点点，差一点就在一起，差一点就长相厮守，正是因为这一点，留下了很多遗憾。男女思维的不同，使得这感情上的差一点时常发生。男人比较注重结果，女性比较注重过程；男人更加注重实用，女人更加注重浪漫。爱情在大多数女人眼中是人生的全部，而男人经常将爱情看作生命的一部分，除了爱情还有事业、兴趣等。

生活中怎样才能减少这种两情相悦却不能在一起的悲剧，抓住这短暂易消失的缘分呢？传统给男性的定位就是爱情的主动方，遇到喜欢的女孩应该积极行动，而不应陷入一种暧昧不清的地步，给对方一种错觉。同时，现在是男女平等的社会，女方在遇到自己喜欢的男性时也应该主动出击，将爱大声说出来；适当的矜持可以考验男性的情感，但是也应该学会适当地表达自己的感情，而不能一味地处在爱情的被动位置。这样，才能避免有缘而无分的遗憾。

3. 视觉定律：女人远看更美，男人近看才识

婚恋中的人经常有这种感觉：两个人关系愈是亲密，摩擦和矛盾愈是层出不穷。随着关系的递进，想象中的耳鬓厮磨并没有出现，而是小口角

不断。这种情况可以用"刺猬法则"来解释。所谓刺猬法则指的是：严冬之际，两只刺猬想要取暖，于是就拥抱在一起，但是彼此身上的刺也深深地刺痛了对方，经过一段时间的疼痛，它们终于找到了一个既利于取暖又不伤害对方的距离。生活中，两个人的距离越近，他们之间的矛盾就会越多，起初在对方身上看到的美好品质，这时候看起来却都是刺。

小柯和小青相识于一场晚会。在之后的交往中，小柯被小青的细心周到所打动，交往一年后他们顺利地步入了婚礼的殿堂。

但是出人意料的是新婚不久，小柯和小青就闹起了矛盾，一度要求分居，让人十分诧异。小柯和小青的爱情虽算不上轰轰烈烈，但小柯也是经过重重考验，在众多的追求者中脱颖而出，最后才抱得佳人归的。两人确定恋爱关系后，一直很稳定。没想到一结婚，两人竟然闹起了这么大的矛盾。

身为好友的小强周末把朋友小柯约出来，渐渐地谈到了小柯的婚姻问题。没想到小柯满腹牢骚，他表示虽然仍然爱着妻子，但实在受不了妻子敏感和黏人的性格。

由于公司最近业务紧张，需要经常加班，有时候还需要外出应酬。有次酒醉回到家中，妻子折叠自己衣服的时候闻到了香水味，可能是送喝醉的女同事回家时沾上的。虽然经过多次解释，妻子相信了他，但是仍然不放心。

每当自己加班回家晚时，妻子就一直打电话，名为关心，实则在侦查行踪。回到家中，妻子一会儿问东一会儿问西，有时还会说些让人莫名其妙的话，偷偷地看小柯的电话记录，查看小柯的衣服等。妻子这种行为让小柯很心烦，频繁的电话总是中断小柯的工作，令他工作效率低下，加上公司的压力，小柯真的有点应付不过来。他时常怀疑婆的是否还是当初那个体贴温柔的小青。时间久了，小柯索性等老婆睡了之后再回家，早上再早早地起床外出，这样就能避免看到老婆怀疑的眼神。

显然，小柯的这种做法对改善夫妻关系没有任何好处，相反还会加深两个人的隔阂。细心温柔的小青当然没有变，只是双方如今处在没有一点私人空间的环境之中，她的这种细心变成了对丈夫行为的关注。如果小柯肯静下心来跟妻子深入地谈一谈，表示自己的忠诚，以及自己需要私人空间，相信他们的婚姻也不会走到这么尴尬的地步。

"亲密并非无间，美好需要距离。"保持适当的距离，可以让我们看到彼此的闪光点，一旦逾越即使是优点也会变成缺点。因此，亲密关系的持久取决于保持的适当距离。古语："距离产生美。"正是因为距离，才让彼此互相扶持，互相欣赏。

4. 越想保密，约会时越容易遇到熟人

作为心理咨询师的丽萨经常听到朋友小雪的抱怨，她每次和男朋友约会总是躲躲藏藏。每次看到熟人，小雪都想上前打招呼，可男朋友总是说见了多尴尬，也没什么可说的。他们约会时总是有意地绕开朋友聚集的地方，搞得每次约会都像拍谍战片。

刚开始小雪认为男朋友说得很有道理，但是随着时间的推移，和两人关系的进一步发展，小雪心里开始犯嘀咕，男朋友不会有什么事情瞒着她吧。另外，小雪对男朋友的交际圈根本就不了解，也不认识他的几个朋友。每次小雪说要见见他的朋友时，男朋友总是说谈恋爱是两个人的事，何必把不相干的人搅进来，破坏两个人独处的机会。渐渐地两个人开始有意地回避这个话题，小雪为了不引起男朋友的不快，也就不再要求见他的朋友。

最近小雪和丽萨在逛商场的时候，发现男朋友和一名陌生女子在一起聊天，两个人的关系看起来非常亲密。小雪看到后非常气愤，想上前质问男朋友，但是被丽萨给制止住了，身为朋友的丽萨从心理方面做出了分析：晓明可能另有女朋友或者异性缘非常好，所以你们在约会的时候，晓明有意地避开熟人，这样可以给别人一种单身的错觉，可以继续和别人保持暧昧。如果你现在去质问晓明，晓明很可能说他们只是朋友，偶然碰到，在

一起叙叙旧。小雪听后感觉很有道理，她问丽萨应该怎么办，丽萨给小雪支了一招。

有一天，小雪和男朋友约会时，小雪看到远方有很多人在聊天，其中一个是男朋友的同事，此人小雪也认识。小雪趁男朋友不注意，拉着他往人堆里走，等到男朋友回过神来，他们已经走到朋友面前。小雪自我介绍说是他的女朋友。小雪看到旁边的人虽然没有说什么，脸上却表现出非常诧异的表情。直到这时，小雪终于知道了男朋友为什么一直不介绍自己给他的朋友认识。

虽然后来男朋友一再解释，但是小雪从男朋友的眼神中看出，这些都是借口。小雪身心俱疲，虽然很伤心，但毅然决然地与男朋友分手了。

一般来说，亲密关系确立后，第一想法就是将这个好消息分享给朋友、亲人，将她或他介绍给朋友认识。如果亲密关系已经确立了很久，两个人对彼此的朋友圈仍然一无所知，对方也从未说将你介绍给他的朋友。就一定要注意了，这样的情况，要么是不够爱，要么是对方可能有猫腻，一定要多加留意。最好是做一些暗示性的动作，主动邀请对方参加朋友的聚会，介绍自己的朋友给对方认识，主动融入对方的生活圈。如果达不成共识，可以就这个问题深入交流，如果真是对方的性格所致，可以慢慢改变。如果因为不够爱，最好还是及早分开。

5. 一次不忠诚，就会让一切变得可疑

"浪漫向左，婚姻向右。"人们常在步入婚姻之后才发现恋爱时的那种浪漫早已被日常的琐碎消磨掉了，只剩下平淡的时钟滴滴答答。

爱情最初靠的是激情，而两人进入婚姻之后，靠的更多的是责任。两个人一起生活，往日距离产生的美早已经不复存在，厌倦和疲惫已经成为生活的常态。责任心强的可能会控制住自己的冲动，但是自控力差的人则会做出背叛婚姻的事情。

西北在众人眼中始终是一个好爸爸、好丈夫。下班后准时回家，帮助

妻子做饭打扫卫生，参加孩子的家长会，夫妻两人相亲相爱。虽然这样，西北仍然陷入深深的自责之中。

事件源于妻子怀儿子的时候，由于和妻子发生了口角，心情郁闷的西北和朋友到一家酒吧喝酒，喝多了的西北和一名酒吧女子发生了一夜情。西北非常自责，感觉对不起待产的妻子。为了弥补自己的过错，西北更加宠爱妻子。但是一直不敢告诉妻子，唯恐妻子责骂自己。

后来一次酒醉归家，看到妻子为自己忙里忙外，端茶倒水。西北更加感到自责，他鼓起勇气向妻子承认了错误，并且保证以后绝对不会有第二次。妻子虽然难过，但是也原谅了西北。西北非常感激自己的妻子，并决定以后一定好好地对妻子，绝对不能对不起妻子。

但是事情并没有像西北想得那样结束，西北发现自从将一夜情这件事情告诉妻子之后，妻子的行为开始变得古怪。她时常检查西北的手机，翻看一些聊天记录，查看西北的衣服，监视西北的行动。西北感到如在狱中，浑身上下都不舒服。随着时间的消逝，妻子并没有打消对西北的怀疑，而是变本加厉。就连平常在一起看电视，看到外遇情节时也会含沙射影地指责一番。

西北忍无可忍，他一再向妻子保证那样的过失肯定不会再发生。但是妻子仍然坚信有过出轨"前科"的人，如果不加以小心防范，很可能再犯，所以要严加看管。妻子不断地翻旧账、揭伤疤，将西北最疼最痛的部分赤裸裸地揭露出来，袒露在双方面前，小口角升级为大争吵，最终导致两人婚姻关系的彻底破裂。

在这个事例中，西北妻子本来是受害者，丈夫在自己的孕期出轨，但是在以后的日子里，她将这种受害者的身份无限扩大，最后角色转变成为迫害者。诚然，丈夫出轨应该受到谴责，如果一味地翻旧账，只会不断地消耗彼此的信任。无疑，信任度降为零时，也是婚姻结束的时候。

无论恋爱还是婚姻，信任是不可或缺的。两个人由最初的相识到相恋靠的是信任，信任让对方放下戒备，敞开心扉，加深感情。信任一旦破坏，怀疑一旦占据上风，两者关系势必破裂。为了避免怀疑持续，彼此应该加强对自身的约束。万一发生不忠行为，双方应该敞开心扉地谈一次，达到和解。如果不能再重新建立信任，最好提早分开，省得被对方刺得遍体鳞伤。

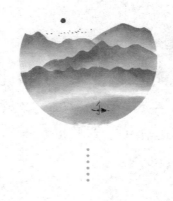

第十九章

教 育 ： 望 子 成 龙 是 一 种 束 缚 与 枷 锁

> 望子成龙、望女成凤，这本是一种对孩子的美好期盼，但这种期盼到了孩子眼里却常常会变成束缚与枷锁，孩子的家庭教育真的需要你多用点心。

1. 为什么别人家的孩子往往更优秀

点开朋友圈，到处都是父母晒娃的照片及话语：某人的孩子今年又在全校考试得了第一名，考上名牌大学不成问题；某人的孩子找了一位高富帅，家庭事业双丰收；某人的孩子移居国外，开了家公司……离开朋友圈，看看自己的孩子，成绩仍然在下游徘徊，考上大学都成问题；男朋友隔三差五地换，换来换去一个不如一个；自从参加工作后，就成了月光族，更别说指望他赡养父母了。为什么自己的孩子总是这么不争气，别人的孩子总是那么优秀，这个问题可能一直萦绕在每位父母的脑海之中。

从心理方面来说，这种问题属于一种"偏盲心理"。父母如同戴了一副有色眼镜，总是对周围的人和事有选择性地记忆和评判，而对自己身边孩子的优点总是熟视无睹。在这种心态下，父母拿着放大镜看别人孩子的优点，而用显微镜看自己孩子的缺点。在这种视角下，自己孩子的缺点无疑会被无限放大，自己也总是感觉别人家孩子优点多多，并因此感到无比焦虑和挫败。反过来，父母经过攀比，逼迫自己孩子向人家学习。

童童是家里的独生子，家庭比较富裕，父母就职外企，很少有时间照顾童童的生活和学习，因而童童一般由爷爷奶奶带。

高二那年童童由于贪玩学习成绩一落千丈，老师经常给童童的父母打电话，让他们好好帮助童童学习，否则考上大学是非常困难的。直到这时童童的父母才意识到事情的严重性，童童妈妈还特地辞掉了工作，在家专门带童童，帮助他克服学习上的困难。尽管童童非常用心，但是成绩一时半会并没有多大的提升，这时候童童父母坐不住了，每当儿子月考成绩不理想时，妈妈总是说别人家的孩子如何如何，人家为什么那么聪明，周六日都不用辅导，而自己的儿子一刻也不停地学习，成绩却不如人家。运动会期间，爸爸又开始唠叨别人家的孩子身体素质是多么好，有一技之长，而自己的儿子身材发胖，也没有任何特长。

长此以往，父母的这种挫败感传染给了童童，他总是对一件事情还没有做就已经感到了失败，而且从不主动地寻找解决问题的方法，因为他觉得自己天资愚笨，没有什么一技之长。童童的这种不自信伴随了他一生，每当他要做一件事情时，就想起父母曾经说过的话。

每个家长都望子成龙，望女成凤。如果教育方法不对，不仅不能将孩子培养出好品质，而且会给他们的一生留下阴影。作为家长，不要一直拿别人家的孩子来进行判别，毕竟每个孩子都有自己的"花期"，尊重孩子的成长规律，加以引导，发掘其才能，让孩子找到自信，这样孩子才能健康地成长并在以后取得成功。

正如古话所说："没有长不好的庄稼，只有不会种庄稼的农民！"农民在种植庄稼的过程中，可以向别的农民学习种植经验，但是一定不能完全照搬别人的经验，只有找到合适的方法，在土壤适合的条件下，辛苦耕耘，才有好的收获。不要为了满足自己的虚荣心而揠苗助长，这样的攀比只能事与愿违。

2. 打不一定是亲，骂也不一定是爱

小时候经常会遇到这样的事情，在家里墙上乱涂乱画，会遭到父母的一顿毒打；考试成绩不理想，遭到父母的一顿毒打；在外面和小朋友打架了，也遭到一顿毒打……这样的事情屡见不鲜。然而有些家长却不一样，孩子在墙上乱画在他们眼中是有创造力的表现；考试成绩不理想，他们不但不责备孩子还会鼓励孩子——人难免有失误的事情；而和小朋友们打架，在他们看来这根本不算什么事情——小孩子嘛，打架是正常的事情。

为什么同样的事情，孩子在有些家长这里常常遭到毒打呢？这和我们长期以来的教育传统有着密不可分的关系。"不打不骂是祸害""棍棒底下出孝子""树不修不成料，儿不打不成材""舍不得重打，上房揭瓦；捶捶打打，出匹良马"，这是许多家庭世代相传的教子经验。虽说"玉不琢不成器"，可是这个雕琢也要有个度，要适可而止。教育子女有很多方式，不一定非要用打骂来解决问题。

一名 4 岁女童伤痕累累殒命家中，她的母亲有很大嫌疑。据邻居透露，经常听到母亲打骂孩子的声音，有时候半夜也会传来孩子的哭声。虽然邻居也劝过孩子的母亲，但是孩子的母亲始终认为教育孩子要从小抓起，如果孩子犯了什么错误，父母不加管理，可能让孩子走向歧途，打几下孩子终生都会记得。现在这位母亲已经被拘禁起来了。另一则是 12 岁的儿子因为想去网吧上网，偷了父亲的 20 元钱，父母在得知之后，将孩子捆绑在电线杆上，在太阳底下暴晒了两个多小时，大面积的晒伤使孩子晕过去了，最后被送到医院紧急治疗。

望子成龙、望女成凤是每个家长的愿望，但是由于他们有意无意中采取打骂孩子的教育方式，结果往往事与愿违。孩子犯错误的时候可以采取

惩罚的方式，让孩子以后不犯类似错误。如果因一丁点儿事情，家长就体罚孩子，很可能会对孩子的一生造成沉重的打击。经常体罚孩子，可能会使孩子形成冷漠、孤僻的性格，并产生攻击性强、仇视心重、自信心差等心理问题，这些心灵的创伤会伴随孩子的一生。

当然有的家长说了，自己的本意是好的，只是想让孩子克服身上缺点、纠正犯过的错误，帮助他们分清孰是孰非，明确应该努力的方向。但是，打骂本身并不能证明什么样的行为是正确的，什么样的行为是错误的，与之相伴的经常是孩子消极的情绪。打骂教育只会摧残孩子的身心。

首先，孩子犯错误的时候，家长应该怎么做呢？苏霍姆林斯基说："尊重被教育的对象，是教育的实质和精华。"教育孩子首先应该做的是尊重孩子。倾听孩子的观点，接纳他的感受，包容孩子的缺点，分享孩子的喜悦。其次，管理好自己的情绪再教育孩子，不要带着自己的情绪去责罚孩子。再次，和孩子平等协商，寻找解决办法，让孩子自己意识到自己的错误，以防以后再犯。

3. 超限效应：赞扬多了就失效了

生活中经常有这样的感触，一些事情超过人们接受的度，可能会引起人们的厌烦，即使这个事情人们曾经很喜欢。就如同一首优美的歌曲，反复听也会感到厌烦。这就是古语所说的："好菜连吃三天惹人厌，好戏连演三天惹人烦。"万事都有一个适合人们接受的尺度，如果超过这个尺度，就会朝着相反的方向发展。这就是人们常说的"物极必反，否极泰来"。

在意识到传统教育的缺陷之后，人们开始有意识地学习新的教育方式。"超限效应"就是人们常借鉴的一种教育方法。人们应用在批评孩子上，就是一次过错只能批评一次。殊不知，它同样适用于鼓励孩子，即表扬太多，赞扬太频繁，也会激起学生的逆反心理，会让他们找不到正确度量自己的标尺，迷失在鲜花和掌声之中。长此以往，孩子只会迷失自己，只能走在平坦的大道上，稍微泥泞就会退缩不前。

　　赵欣今年高二，家长对孩子的学习非常重视，为了能更好地促进孩子学习，父母经常去听一些关于教育的讲座，以便更好地帮助孩子成长。

　　最近夫妻俩听了赏识教育理论，恍然大悟，于是他们将这一理论运用到教育赵欣的身上。他们认为只要不停地鼓励孩子，表扬孩子，就会帮助孩子找到自信心，学习也会更进一步。每当孩子的成绩有进步，或者主动做一件事情，父母就大大地表扬一番。一段时间之后，夫妻俩却犯愁了。虽然孩子的自信心培养起来了，却有些过度，甚至有自负倾向。在赵欣眼中，自己无所不能，对他人的优点不尊重，总是认为高人一等，有时候连父母也不放在眼里。

　　赏识教育的失败使得孩子自负，并对父母产生一种厌烦情绪。他们将这种情况反映给专家，让专家给支支招，帮助他们改正孩子的这种行为。专家听完赵欣父母的叙述后，指出他们在进行赏识教育时不应该将孩子培养成温室里的花朵，可以适当地让孩子经历一些挫折和打击，并在她需要帮助的时候伸出援手，从而帮助孩子形成正确的自我意识，孩子才能对自己做出客观的评价。

　　"越限效应"告诉我们"物极必反""欲速则不达"的道理。实际上确实如此，表扬并不是越多越好，表扬也应该讲究个度，那么作为家长和老师应该怎样把握这个度呢？

　　第一，要把握好表扬的时机。孩子确实有值得表扬的地方，不要吝啬表扬。同时，对待那些表现一直不好的孩子，也可以多找找他们身上的"闪光点"，鼓励他们进步。

　　第二，要掌握好表扬的度。表扬的度是非常难以把握的，这里提供几点仅供参考，使用时必须依据实际情况灵活运用。一方面，表扬不应该夸大其词，做出一些不符合实际的表扬；另一方面，不要吝啬表扬，也不应轻易表扬。太多的表扬会显得廉价，而适当的表扬可以起到鼓励孩子的作用。

　　第三，表扬也需要讲究策略。将习以为常的"你真棒""你真聪明"

等套语转变成新的方式。例如，一个赞许的眼神、一次温柔的抚摸都会产生巨大的作用。

最后，我们应该时刻记住："超限效应"不仅适用批评，同时也适用于表扬。

4. 你期望孩子这样，他往往会那样

有些孩子很多决定都是父母帮忙做的，而另一些孩子，父母在大多数时候会让孩子自己做出选择。他们认为每个孩子生下来就是一个独立的个体，每个个体都应当受到尊重，他们有权利自己做决定，平坦与坎坷都是他们自己的事情。然而有些家长则不然，他们极力地帮助孩子做出选择，以免孩子再走自己曾经走过的弯路。他们总是认为孩子是属于自己的，他们有责任帮助孩子做出他们认为的正确的选择。

峰峰是独生子女，父母非常宠爱这个儿子。儿子喜欢玩具车，家里就会堆满玩具汽车；儿子喜欢军装，家里就会有各式各样的军装。

有一天，峰峰和妈妈一起逛商场。峰峰喜欢上了一个变形金刚，虽然很贵，但是宠爱儿子的妈妈还是给他买下来了。回家的路上，峰峰看到小朋友在花园里玩，于是拿着变形金刚就和小伙伴一起玩了起来。晚上吃完饭后，妈妈发现峰峰手中的变形金刚变成了一个破旧的小汽车。

妈妈感到非常奇怪，她就问变形金刚去哪里了，峰峰说他正在玩变形金刚的时候，看到小雷拿着一个小汽车，他特别喜欢小雷的这个小汽车，但是小雷不让他玩。后来，小雷想玩自己的变形金刚，然后他们就交换了。

妈妈听完儿子的陈述，顿时火冒三丈。小汽车一看就是地摊货，并且也特别破旧，儿子吃了大亏。妈妈大声地斥责峰峰，数落着峰峰，并让峰峰把变形金刚换回来。儿子听着听着，眼泪就流下来了，他感到十分委屈。

其实，在孩子眼中玩具并没有好坏之分，用自己不喜欢的玩具换得一个喜欢的玩具，这是非常公平的。但是，母亲站在功利的角度来看这件事情，认为明显是儿子吃亏了。为了防止儿子以后再做出这样的蠢事，她只

能谆谆教导。殊不知，这样的做法只会泯灭孩子的童真，让他变得更加功利，让他失掉这个年纪应该有的美好。

在那个年龄，孩子就该享受到该有的乐趣。家长应该把选择权还给孩子，让他们成为自己的主人；把机会留给孩子，让他们学习独立做决定。尊重孩子的选择，虽然有时候他们的想法是错误的。不要总是强迫孩子按大人的想法做事，大人的想法不一定正确，孩子按照他自己的想法做可能会有不一样的精彩。家长有意识地放手，让孩子按照自己的天性去做，即使出现错误，也许他们在错误中学到的会多得多。从现在开始，就让孩子像大人一样做出自己的选择吧！

5. 德西效应：千万不要对孩子滥用奖励

生活中，如果一件事孩子做得很好，很多父母都会采取奖励的方法来激励孩子。如果想让孩子学习成绩上升，就会告诉孩子如果考到第几名，就会奖励他长久以来想要的某个东西；如果想让孩子按照自己的心意完成任务，就会告诉孩子如果完成任务就会有什么奖励，如小点心、小玩具、故事书、卡通画等。

阳阳今年十二岁了，妈妈为了培养阳阳的自理能力，将阳阳叫到身边说："如果你愿意和妈妈一起洗衣服，并且把你自己的衣服洗干净，折叠整齐，那么妈妈就允许你每天看半个小时电视剧，无论你看什么。"阳阳听后非常高兴，因为在此之前妈妈一直都是反对阳阳看电视的，唯恐影响学习。

阳阳跟着妈妈学习洗衣服，洗得非常认真。最后也如妈妈所愿，他不仅学会了怎样使用洗衣机，而且还学会了叠衣服。妈妈看到奖励方法奏效了，儿子学会了很多东西，非常高兴。当天晚上，不仅允许阳阳看了电视，而且还额外增加了十分钟。

然而没过多久，阳阳就厌倦了洗衣服，当然对那仅仅半个小时的看电视时间也感到不满足。妈妈迫于无奈，为了能让儿子自觉地洗衣服，她将时间拉长到一小时，另外还增加了一些额外的奖励，如洗完衣服后可以得到几块糖果，帮助爸妈做家务会有几元零花钱。如果能够持续一周，阳阳就可以买一个心爱的玩具。

后来，每次洗衣服几乎都得和阳阳谈判，阳阳对看电视的时间一直要求增加。最后焦点不在于如何洗衣服了，而成了谈判奖励多少的问题了。除此之外，阳阳每次做点家务，就想着如何向妈妈讨要奖励。

阳阳的妈妈很苦恼，本来想培养孩子的自理能力，没想到最后竟成了无穷无尽的谈判了。面对局面的不可控制，他不知道该如何是好。

从表面上来看，奖励作为一种激励孩子的措施本身并没有不对，错在超过了一定的限度。如果超出这个度，就会变得不可控制。当孩子将奖励变成一种期待，最后再变成一种需要时，问题就出现了。正如人们辛勤工作，难道不应该得到升职加薪的待遇吗？同样，孩子也是出于这种心理，他付出了劳动，难道不应该得到长期的奖励吗？

奖励不仅不能达到长期的效果，而且还会对孩子良好行为的养成造成负面影响。起初奖励会给孩子带来幸福的感觉，但是很快孩子会产生逆反心理，不仅对父母布置的任务感到厌烦，而且还会将逆反情绪延伸到其他方面。同时还会让孩子产生这样一种错觉，认为他所做的每一件事情都是应该得到父母奖励，如果没有任何奖励，做这件事情是没有任何意义的。

但是，生活中很多事情都是没有回报的，却给人们的身心产生了非常重要的影响。长此以往，孩子的这种心理问题会更加难以根除。

除了奖励，还可以用鼓励来激励孩子，经常用鼓励的话语来激励孩子。例如，"你一定为自己取得的成功而自豪吧""你一定行的""你应该坚持下去"。每次鼓励孩子，其实就是让孩子关注自己，让他觉得正是因为自己的努力才得以成功，加深孩子的这种印象，才能使他拥有积极行动的意识。

6. 热炉法则：惩罚让孩子进步，但一定要慎用

教育孩子的时候，不仅要表扬、鼓励，而且还需要适当地惩罚。惩罚可以规矩孩子的行为，让孩子意识到错误，谨防下次再犯。但是惩罚用得

过了，可能就不能达到预期的目的了。只有把握好惩罚的度，才能达到教育孩子的目的。

那么，怎样进行有效的惩罚呢？"热炉法则"给我们提供了一些参考。

热炉法则的第一个原则是：热炉即使不用手碰，也会灼伤人。这个原则要求家长在日常生活中制定规则，劝诫孩子按照规则办事，如果孩子不按规则办事则进行惩罚，以便对孩子起到警示作用。

例如，带孩子外出前可以先和孩子协商好，可以买什么不可以买什么，让他遵守规则做事。可能刚开始的时候，孩子会不适应，遇到喜欢的东西，可能会吵闹。这时候需要父母坚持原则。

第二个原则是一致性原则，意思是只要一碰到热炉，可能就会被烧伤，不管你是谁。这就要求在实施教育的过程中，需要做到言行一致，否则就会受到惩罚。

一对夫妻和孩子制定了规则：吃饭时坚决不能看电视，否则就会刷一星期的碗。有一次，妻子因为加班回来晚了，她喜欢的电视剧已经开始了。妻子于是边吃饭边看电视，虽然儿子坐在旁边没有说什么，丈夫却开口了，他告诉妻子违反了规则，应该刷一星期的碗。

妻子百般狡辩，拿工作累当借口。但是，丈夫并没有就此作罢，而是说制定了规则就应该执行，不管大人还是小孩，更何况家长更应该做出表率。妻子最后虽然不情愿，但是仍然按照规则刷了一星期的碗。每当儿子无意犯错后，他总是自动地接受惩罚。

第三个原则是，一碰到热炉就立马感到疼痛，绝不会延缓一刻。因此，由此而衍生出来的就是，一旦犯错误必须立即进行惩罚，而不应该拖泥带水，以便及时改正错误。

上学时，老师总是一忍再忍。学生犯了一次错误，老师并不会马上对学生实施惩罚，而是在工作簿上记上某同学在某天因为某事而违反了规则。长此以往，同学一而再，再而三地犯错误，因为他从没有受到惩罚，从来不知道自己哪里做错了。

　　终于有一天老师对学生大发脾气，一一道出学生的错误，而出人意料的是这时候学生一般表现得非常迷茫，因为他犯的错误他大多数已经忘记了，而且也不知道那样做竟然是错误的。这样无疑不能督促学生改正错误。学生违反了规则，老师应该立即指出错误，并且实施惩罚，这样才能起到立竿见影的效果。

　　惩罚虽然有助于孩子牢牢记住曾经犯过的错误，但是频繁地惩罚会让孩子形成一种逆反心理：越是不让他们做某一件事，作为对抗他们偏偏要做这件事情。这样反而违背了惩罚的初衷。为此，惩罚一定要遵守"热炉法则"，谨慎地实施惩罚。只有这样，才能使得惩罚成为有效的惩罚。

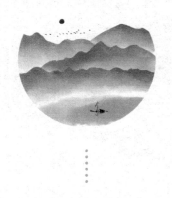

第二十章

消 费 ： 为 什 么 人 们 往 往 只 买 贵 的 ， 不 买 对 的

> 买东西当然是越贵越好啊！绝大多数人认为，贵有贵的道理，贵一定有它贵的理由，不过事实上并不一定。花大价钱买的也许质量不咋地，便宜买的也未必没有好东西，所以与其买最贵的不如买最对的。

1. 钻石效应：越稀缺的商品，价格越高

鲁迅在《藤野先生》一文中曾提道："大概是物以稀为贵罢。北京的白菜运往浙江，便用红头绳系住菜根，倒挂在水果店头，尊为'胶菜'。"仔细想想，其中包含的道理显而易见，说东西供小于求时，其对应的价格会上升。

这种现象有一个独特的名字：钻石效应。如字面上的意思，钻石往往带给我们的第一感觉是珍贵，是值钱，而钻石因为稀有，供小于求，所以"贵重"。所以这个效应表达的就是，我们周围的物品越稀少，其价格也就越高。

消费：为什么人们往往只买贵的，不买对的

早在 18 世纪中叶，欧洲的一位商人就曾利用这一观点，为自己成功赚取了一笔不菲的资金。当时，欧洲拍卖行业盛行一时，几乎每个礼拜都有一次大规模的拍卖，当然这位商人也曾参加过几次。

这天，恰巧赶上他要紧急投资一个项目，他查了查手头的资金，略微有些不足，正在一筹莫展之时，眼光瞥到一旁女秘书手上的钻石戒指，思绪一下子被拉回到很多年前……

多年前，他开了一家金店，当时碰上了走投无路的 A。当时 A 一步一步挪到他店里，手里紧紧攥着 2 颗价值连城的红钻石，对他说，这是他们家的传家宝，只因公司破产，无力还债，不得已才打算出手。这位商人感觉到他们一家挺可怜的，就为他们多换了一些现钱并且收好了那两颗钻石，一直保存至今。

现在回头一想，这两颗钻石不是正好派上用场吗？于是他决定把这两颗钻石进行拍卖，当他满怀信心地找拍卖行询问的时候，相关人士给他的钻石估价，与他需要的资金居然还差些许。他犹豫了片刻，做出一个令人震惊的举动。

当他的红钻石登场时，全场惊叹："这不是罕见的红钻石吗？"全场议论纷纷，当主持人报出一颗的起步价时，立马就有人举牌竞价，而主持人却说："还没开始拍，请各位不要着急。"随后突然听到"咔嚓"一声，只见其中一颗钻石已经变成粉末。"现在，这颗钻石成了全世界独一无二的珍宝，请各位开始竞拍，不过起拍价格要提高 3 倍。"短暂的安静后，稀稀落落开始有人举牌。最后，这颗钻石以商人满意的价格成交。

事情的结果为什么会这样呢？主要原因有以下几点。

（1）供求关系。

从经济学的角度来看，我们可以发现，在这个变化莫测的市场上，如果供小于求，那么商品的价格就会提升，如果供大于求，商品价格就会下跌。这是一个必然趋势，也是一个平衡市场的因素。

（2）人的价值观。

从心理学的角度来说，对于一些稀有的东西，人们会比较好奇，会有更强烈的占有欲。

但现实生活中，我们又该如何看待这种现象呢？万物本是自然界的馈赠，其数量的多少，价值的高低，我们应该用一种辩证的眼光去看，摆正自己的价值观，到真正选择的时候，千万用心衡量一下是否值得，才为上策。

2. 降价了还不买，真的会很吃亏吗

信息飞速传播的 21 世纪，广告可谓随处可见，无论你刷微博还是坐地铁，甚至行走在弄堂胡同，到处都可以看见或者听见形形色色的广告，其中"降价"广告最为常见。

"全场五折，季后大减价，清仓大处理了……"当我们走在街上，总是被这些醒目的降价广告吸引，不知不觉中，我们放下了前进的脚步，想着：今天算是捡了一个大便宜。更有甚者，觉得今天要是不买这件商品，就等于吃了一个大亏。殊不知，当中潜藏着的是复杂的利益关系。

有些商人为了卖出自己的东西，总是无所不用其极，他们在广告上故弄玄虚。就像在冬天捕鸟，在地上下个套，站在一边，静静地等待小鸟踏进。而很多时候，我们就像那饥饿的小鸟，在毫不知情的情况下就走进了陷阱。

那为什么我们会选择"自投罗网"呢？

（1）人人都在追求利益。

当今社会，我们好像时时刻刻都在追求着利益。俗话说：没有永远的敌人，只有永恒的利益。商人降价，是为了更大的利益，我们渴望降价，也是为了寻求利益。

（2）大部分人缺乏自控能力。

自制力，也就是控制自己情绪和行动的能力，这个世界多姿多彩，总是诱惑我们去了解、去探索。而我们为了达到一个目标，往往会跳出自控的界限，就像商品降价时，我们总是控制不住自己，似乎这次不买，真的会吃亏一样。

众所周知，食堂对于一个集体来说是很重要的，因为它涉及一群人的食物安全问题。这不 M 厂的食堂新来了一个成员 H，上班的第一天，H 工作很积极，看到后厨那边人手不够就赶紧过去帮忙，同事们都很看好他。

H 刚来的这天，正好赶上厂里要买一些菜。H 为了表现自己，自告奋勇一个人去买。大家看他这么热情，就决定给他一个机会，告诉了他厂里常去的批发市场，于是 H 便兴冲冲地开着车出发了。

傍晚的时候，H 回来了，而且是满载而归。同事们都很高兴，于是晚上便拿着新买回来的食材做了一顿饭，和往常一样，大家都满意地吃完饭，回宿舍休息了。

不料第二天，好多人来食堂告状，说自己昨晚吃了食堂的饭，肚子疼了一个晚上。众人把 H 找来，才知道，原来 H 去了批发市场，看到有一家店正在搞活动，所有食材大减价，H 心想：这降价要是不买，不就吃亏了嘛。于是就全部买了这家的食材，结果食材竟不新鲜，反而害了全厂的人。

那么问题来了，在现实生活中，我们面对降价又该怎么办呢？

（1）三思而后行。

"三思而后行"就是说话做事前，我们必须准确判断自己的需求。就比如我们看到降价商品，心里先问问自己：这东西是不是急需？是不是真的喜欢？是不是能用得上？多问问自己，或许在面对诱惑时，才能完美防御。

（2）要学会控制购买欲。

人的欲望是无止境的，只要看到一些降价信息，就会不自主地点开，其实那都是购买欲惹的祸。俗话说：无欲则刚。我们生活在这个信息横飞的世界，一定要学会控制自己的欲望，降价买不买？买多少？在进店之前，心底有个数才是最好的选择。

3. 凡勃伦效应：买昂贵商品的动机是什么

我们留心周围会发现，同样的商品中总有"帝王"存在，如冰激凌中的哈根达斯，汽车中的布加迪威龙。为什么说它们是"帝王"呢？毫无疑问，因为它们是其中最昂贵的。那问题又来了，既然最贵，会有一个很大的市场吗？答案是肯定的，这世上总有这么一群人来消费各种各样的昂贵商品。

相信很多人也看过冯小刚导演的电影《大腕》，这部电影中有一句很经典的台词：我们的口号是只买贵的，不买对的。其实在现实生活中，这样的例子也很多，但他们动机是什么呢？

A 是一家印刷厂的员工，但公司在这一年中平平淡淡，只在微薄的利润中勉强生存。有一天公司领导开会，才发现公司的印刷机年时久远，印刷东西太模糊，久而久之，客户也就越来越少了。后来公司经过投票决定，买一批价格不菲的进口印刷机，于是 A 作为购买员，不得不买一批昂贵的商品。

而 B 则不同，B 是一个正值青春期的小姑娘，正如某广告说的：女人的鞋柜总是缺少一双鞋子。女生总是爱美的，B 也不例外，她中意一双昂贵的高跟鞋很久了，但是迫于自己的经济压力，一直没舍得买。这天，赶上店里面打折，B 于是一咬牙，一跺脚，买下了这双梦寐以求的鞋子。

C 是一位普通白领，他认为，一分钱一分货，质量与价格总是成正比的，所以贵一些也无妨。某天，他去买一件衬衫，进了店里，店员让他看了两款样式差不多的衬衫，最大的区别就是，其中一件的价格远超过另一件，而 C 毫不犹豫地买了那件贵的。

如此看来，不同的人买昂贵的商品，其动机往往也是不同的，于是科学家提出了"凡勃伦效应"。这个效应说的是，每个人在特殊的环境下，买东西的理由千差万别。

（1）产品因素。

不得不说，有时候，价格越高的产品，质量往往也越好。因为产品本身的材料、工序等决定了这件产品的价格。这种情况下，人们看重的是产品因素，其实也是为长远的利益做考虑的。

（2）自身因素。

每个人或多或少都有虚荣心，我们往往会买比较昂贵的东西用来炫耀。因为这类商品能带给自己更多的回头率，赚取更多的人气，来满足我们自己的虚荣心，从而达到某种心理释放的效果。当然也有一类人感觉可以体现自己独到的品位。

（3）社会因素。

生活中有很多昂贵的商品是我们必须买的，如结婚时为自己买的戒指，一两套可以出席重要场合的礼服等。社交所迫，我们为了与别人建立共同的聊天话题，往往需要完美地包装自己。

4. 每次买完才会发现，还可以更便宜

当清风吹红片片枫叶，袭来阵阵凉意时，方才知晓，错过了夏日那如恋情般的美。景亦如此，人亦然也。

事实上，我们总是活在后知后觉中。就比如商品，我们今天刚刚买了一件看好的东西，回头去了另一家店，发现可以更便宜。

K 是某家工厂一位年轻的采购员，某年冬天，由于员工普遍反映宿舍太冷，要求换空调。公司董事会临时开会，决定去采购一批空调，K 接受了任务。

当 K 来到某处批发市场，走进去一看，眼花缭乱。各种各样的商品，各具特色的叫卖声，生生把他淹没在其中。K 无奈，只能一家一家寻找，费了半天工夫，终于找到了一家还算大的店面。于是他进去，找到了服务员，砍了半天价，终于以自己满意的价格采购了一批空调。

春风得意之际，他忽然想到家中正好也需要添置一些东西，于是他又接连转了几家店，没多久，他瞥到不远处也有一家同样大小的空调店，店员正好出门挂好了广告横幅，他走近一看，"此店即将盘出，全场 2 折！"

K 双手握拳，后悔不已，2 折的价格，比自己谈妥的价格还要便宜不少，如果自己早点发现这家店多好。

后悔？这世上可没有后悔药。我们为什么总在事情发生后才察觉？类似"原来还可以这样啊！"的感叹又为什么总会出现呢？

（1）缺乏全盘考虑。

所谓全盘想法，指的就是在做任何事情以前，都要有一个大概的想法。就像 K 一般，如果他在买空调前，有一个全盘考虑，寻找最合适的，或许就能以更便宜的价格采购了。

（2）经验不足。

生活总是给我们许多教训，其实这也就是我们所说的"经验"。这个世界时时刻刻都在变，谁也不知道下一刻会遇到什么情况，于是遇见的事情全成了我们的经验。

当然，在日常生活中，我们都在追逐物美价廉，谁都希望用最便宜的价格买到最实惠的商品，但我们往往在买完后便后悔了，发现其实可以更便宜，那我们究竟该怎么做呢？

（1）学会比较。

学会比较，善于比较，活用比较，是我们每个人的必修课。在消费时，我们只有通过比较才能在付出最少的前提下，得到我们想要的东西。

（2）稳中求胜。

我们常说要稳中求胜，其中的稳就要求我们等待时机，因为成功总是属于善于等待和忍耐的人。在合适的时机做合适的事，才不失为好的办法。

5. 替代法则：A 很贵的时候，我们可以买 B

清代周亮工曾在《书影》一书中说："京口鹤林寺杜鹃花，春开最盛，仙人殷七七令九月重开，无异春日。此九月事，可替代东篱矣。"字面意思显而易懂，九月杜鹃替代了东篱花开，说明替代法早在清代便有了。

那么何为替代呢？实际上，替代就是以乙换甲，并具有原来甲所具有的作用。从经济学的角度我们可以看出，当一种商品的价格降低，同类物品价格不变时，消费者就会多买降价的商品，这种现象便是所谓的替代法则。

现实生活中，这种情况其实非常普遍，我们身边的许多东西都是可以互相替代的，白菜贵了我们就买茄子，苹果贵了就买橘子，名牌太贵我们就用普通的牌子替代，等等。也正是有了替代法则的出现，才给商家一种很好的制约，商家为了防止自己的东西被替代，会想出一系列办法降价出售，从而保住自己的产品在市场上的地位。而与此同时，我们消费者也可以从中获利。

北方的 W 一家生活即是如此。这一天，W 家面粉快见底了，于是决定出去购买几袋。W 走进商店，首先映入眼帘的是很少数量的面粉，而且上面的标价也比平时贵了许多，而大米则完全相反，不仅数量多，而且价格也和平时无异。

W 心生疑问，找到店员，一番询问之下，才知道原来今年北方降雨量较少，小麦的收成不是很好，收购的成本要高出往年；而大米则不同，南方雨量充沛，收成和往年一样，价格没变。

于是乎，W 临时决定，买了几袋大米回家。

从以上例子中我们可以了解到替代法则的一些特点。

（1）商品具有可替代性。

现实中，同类的商品总是有许多相似之处，从而在某些程度上，可以进行相互替代。也就是说，能被替代的商品缺少独特的功能和价值，容易被同类商品替代。

（2）消费者拥有选择性。

人是有自主选择思想的，我们往往会选择对自己有利的一面，从而远离祸害或者可能产生祸害的一面。

在我们的周围，这种情况可谓马勺碰锅沿，屡见不鲜，但我们怎么做才是正确的呢？

在现实生活中，我们可以运用替代法则选择最符合我们利益的商品，如当 A 很贵的时候，我们可以买 B 作为替代，这样可以使商家被迫降低商品价格。同时，这也有助于实现经济的稳定可持续发展，我们又何乐而不为呢？

6. 只买需要的，才不会被五花八门的促销诱惑

所谓促销，就是指营销者向消费者传递与产品有关的信息，说服或者吸引消费者购买其产品，以达到赢利的目的。

但万物皆有两面性，其实这种情况对消费者是不好的。消费者因此活在促销的雾霭中，难以寻找方向，总是花了钱买了不必要的东西；然后事后又很后悔，这样往复循环，进而陷入一个低价购买非必要商品的漩涡中，不得自拔。

有一些理智的人，他们很清楚自己需要什么，每当出门购物时，总带着一颗清醒的头脑，只买自己需要的，从不会被五花八门的促销诱惑。

Z 先生就是一个这样的人。因为春节快要来了，家里需要添置一些东西，于是 Z 先生一家简单地商量了一番，列了一张清单出来。该买什么，可以买什么，买多少，清单里条条框框写得清清楚楚，因为他知道，这个时候超市一定会搞促销活动，所以就制订了这么一个计划，这样就不会买到无用的东西了。

他起身踏上了去超市的路，果然不出所料，超市正在做促销活动，当他走进店里，立马有服务人员上来为他介绍了一大堆打折的东西。但这其中，只有少部分是 Z 先生需要的，于是他谢绝了店员，掏出了早已备好的清单，一件一件地寻找了起来，最终买到了自己需要的东西。

简简单单的一个举动，就将促销的诱惑拒之千里之外。但现实生活中，

消费：为什么人们往往只买贵的，不买对的

我们为什么老是受到促销的诱惑呢？

（1）商家营销策略高。

从商家的角度看，为了增加销售量，他们往往会制订一系列的营销策略，而这些策略往往是根据人的购买心理而量身定制的，即在特定的时期，用特别的话语指引消费者一步步购买自己的产品。

（2）消费者立场不坚定。

从消费者的角度看，他们面对一些五花八门的促销产品和服务人员的"花言巧语"时，总是立场不坚定，容易受到干扰，从而买了许多并不需要的东西。

促销的诱惑无处不在，充斥在我们生活的每个角落，要想在这纷扰的诱惑中抽身，做一朵出淤泥而不染的莲花，我们该怎么做呢？

（1）提前制订合适的计划。

在购买东西时，我们需要提前为自己制订一个合理有效的计划，把所有需要的东西列一个清单，时刻明白自己的所需，并拥有一股坚定执行的信念。

（2）提升心理素质。

有时候，面对诱惑，我们做不到完全控制自己，所以从现在做起，找方法提升一下自己的心理素质是必须的，只有这样才不会陷入诱惑的沼泽中。

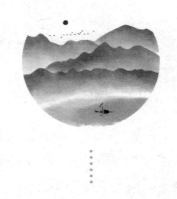

第二十一章

健 康 ： 疾 病 大 多 突 如 其 来 ， 康 复 往 往 旷 日 持 久

> 疾病总是突如其来，而康复却总是旷日持久，相信每个人都有这样的感受，这是上天和我们开的玩笑吗？

1. 生病的时候，往往比平时要忙

何谓生病？医学上认为，生病是病毒感染导致我们新陈代谢紊乱的现象。从某个角度看，其实我们人类都是很脆弱的，因为一次气温骤降，我们就可能染上流感；因为某次在路边吃点东西，我们就会肚子疼痛；因为长时间不吃早饭，我们就会得胃病……诸如此类，我们防不胜防。

生老病死乃世间常态，人食五谷杂粮，谁能不病？不知你有没有留心过，当我们处于生病状态，我们的生活秩序会被打乱，生活节奏也会放慢。有个奇怪的现象，就是每当生病时，我们往往会变得比平时要忙。

M 是一家公司的普通职员，平时工作很繁重。"咳，咳，咳。"有一天半夜，M 从咳嗽中醒来，发现自己头晕沉沉的，而且呼吸有点不匀，很不舒服。

黑暗中，他找来了温度计，一量，竟然 39 摄氏度，果然生病了。就在这时，他肚子竟也"风起云涌"，然后他不得不跑到厕所，把晚上放进腹中的美食又"送"了出来，事情到这里还没停歇，随之而来是呕吐。

M 看看窗外，半夜时分，街上的小诊所都关门了，只有去较远的大医院挂急诊了。于是，他即刻驱车前往医院。

终于到了医院，因为人比较少，很快见到了医生，然后医生进行了一番询问，他都一五一十地回答了。接着就是一系列的检查、化验，仿佛陷入了无限循环，最后医生终于得出结论，并简单地说了说他的病情，然后请护士帮他打了点滴。到天亮之时，他的病情暂时得到控制，但烧还没退。他想跟公司请假，但昨日桌上剩下的一摞摞的文件分明告诉他这事免谈。

无奈之下，M 只好回到公司继续上班——没有老板的关心，也没有同事的问候，只有自己身上数不清的任务。在万般劳累中，忙碌的一天又开始了，原本就很繁重的工作，在此刻显得更加繁重了。

那问题来了，为什么我们生病的时候，会变得更忙呢？

其实原因不难看出，当我们生病的时候，会不自觉地想到身体与工作，但发现二者不可兼得之时，就出现了比平时更忙碌的状况：一方面不想落下工作，希望业绩能小有提高，这样升职加薪的梦就不远了；另一方面，我们还得忙于治病，身体是革命的本钱，只有照顾好身体，才能更好地工作。当这两种思想碰撞到一起，也就使忙碌程度被无限放大。

但凡事都有一个解决办法，当鱼与熊掌不可兼得时，我们应该做好抉择。不过，既然同一时间我们只能做一件事情，那我们不妨先把身体搞好，再来解决工作的事情，毕竟事情变得有序以后，我们就不会显得那么忙了。

2. 有一些药物，会让疾病变得更糟糕

Z 是某大学的一位女同学，因为平时的课比较少，所以养成了赖床的习惯，早饭什么的当然也就抛到十万八千里以外了。

这一天早上，和往常一样，都日上三竿了，Z 还赖在床上不愿起来。虽然肚子已经早早地在唱歌了，但此刻床的"引力"似乎更胜一筹，于是她选择继续在床上玩手机。可肚子突如其来的疼痛让她辗转反侧，她心想可能是饿的吧。于是她起床，简单洗漱一番后，便去吃早饭了。

谁承想，早饭也吃过了，可疼痛却难以抑制。这时同宿舍的 W 看到捂着肚子的 Z，一阵询问后，便赶紧将她送到了附近的医院。在医院难免又是一套烦琐的检查，最后医生得出结论，说这是慢性胃病，开了一点药，便让她回去休养了。

"江山易改，本性难移。"Z 在药物的帮助下，很快就好了起来，但是她依旧每天都不吃早饭，而每每肚子疼的时候，总是拿出一粒"救命丸"来解决。

直到有一天，她服下一粒胃药之后，疼痛仍迟迟不见好转，于是她再次来到了医院，这次医生严肃地对她说，你的胃病日渐严重，如今已经变成急性的了，或许你要做好切胃的准备。听到这里，Z 瘫软在座位上……

Z 的遭遇相信在我们周遭都发生过，现代医学发明了许许多多的药物，其初衷是为了帮助我们减轻痛苦抑或根除病源，实际情况却是，我们服用了某些药物以后，病情却越来越严重了，这是为什么呢？原因大致有以下几点。

（1）是药三分毒。

"是药三分毒"是老少皆知的一句话，既然是药，就一定会有副作用，只不过副作用的大小不同而已。

（2）人对药物的过度使用。

凡事都讲一个"度"，我们无论做什么事情，适度就好，一旦超量，那么结局一定不容乐观。就像 Z 一样，一直依赖药物，从而导致对药物的过度使用，身体最终承受不了，后果我们也看到了。

因而，我们生病的时候，一定要拥有一颗根除病源的心。生了小病，身体强壮的或许扛扛就过去了，但大病特别是慢性病，我们要注重温和调理，避免对药物产生依赖性。当然在日常生活中，多锻炼身体才是王道。

3. 你不爱惜身体，身体就会对你不客气

近年来，随着各国经济的发展，环境污染越来越严重。气候变暖、冰川融化、臭氧层空洞扩大等一系列的现象是大自然对人类的报复。而实际上，我们的身体其实就好比大自然，当我们对自己的身体不好时，它也会对我们进行疯狂的"复仇"。

人类是站在食物链顶端的，但同时，我们也是最脆弱的，一点点疾病染身，就会让我们痛苦不堪，更有甚者，会直接毙命。我们生活在一个快节奏的时代，如果你不爱惜自己的身体，时代的列车就会将你抛下。

C是一家钢铁厂的职工，平时最大的喜好就是抽烟，人送外号"一口抽"。因为本身工作的乏累，加之个人的喜欢，在闲暇之余，他总会习一根烟，美曰解压。以前是一天半盒，渐渐地，一天1盒，到最后根本控制不住自己，一天2到3盒都有可能。

这一天，他和同事一起干活儿，因为是轮班制，忙里偷闲，他坐到一旁掏出了烟盒。随着一口一口烟雾的吸进吐出，C的心理得到了莫名的满足。一根结束，又来一根，就像小孩子恋着糖果一般。很快，烟盒就下去了一半，他也满意地起身准备和同事换班，继续干活儿。

"咳！咳！咳！"伴随着阵阵咳嗽，C开始感到胸口不舒服，呼吸似乎变得有些困难，于是手头的活儿也开始慢慢停了下来，看着同事游刃有余，远远超过了他的进程，他一咬牙，忍着痛苦，在煎熬中度过了一天。

几天后，公司组织了一年一度的体检活动，C怀着一颗忐忑的心走进了医院，一番检查下来后，C最终被确认为肺癌……

从C的故事中可以看出，我们的身体究竟有多么重要。但在现实生活中，我们总是把健康丢在一边，在听到别人生病或者疾病真正找到自己的时候，我们才开始后悔平时没有好好对待自己的身体，我们总在忧虑家庭、担心工作、操心身边的人和事，在百般忙碌中折腾着自己的身体。

　　或许有人会说："我们透支身体都是为了挣钱呀。"没错，人活着，确实要挣钱，因为我们要吃饭，我们要照顾家人，可是只为了眼前的一点利益，就把我们后半生的路堵死了，这样实在是因小失大，万万不该啊。

　　"上半辈子用命挣钱，下半辈子用钱换命。"这便是大部分现代人的真实写照。学习工作是为了什么？是为了让我们更好地生活，年轻的时候我们追求物质生活的美好，然后以健康为代价去换取，待他日功成名就之时，我们想再挽回健康，可能连健康的背影都看不到了。所以不论何时我们都要爱惜自己的身体，因为你一旦对身体有"异心"，它也会相当不客气地给你当头一棒，而这时你再后悔，也就为时已晚了。

4. 为什么每次生病医院人都很多

　　"有啥也不要有病，没啥也不要没钱。"当我们因生病不得不进医院的时候，我们还是应该勇于接受。但我们相信所有人都有同样的感受，那就是身处医院中，所有的财富、地位、名声都变得微不足道了。

　　而我们在医院时，有一个特别奇怪的现象，就是医院的人总是如海潮般涌动，似乎医院不关门，这海潮将永不停歇。

　　D 是一家广告公司的职员，因为身体素质较差，平时也缺少锻炼，导致经常生一些小病，因此他成了某家医院的常客。

　　这年九月的落叶正式送走了夏天的温暖，转身拥抱了秋天的薄凉。但 D 不以为意，还是贯彻自己往常的风格——短裤加半袖。潇洒往往是要付出代价的，结果与我们料想的一样，D 得了流感。

　　于是他来到了医院，还未走近，便看到大批的人在门口挤挤攘攘，似乎恨不得把这小小的门拆掉。他不得不排在长长的队伍的最后，但不一会儿，他后面也排了一大堆人，明明只有不到一百米的距离，D 却感觉如跨越银河般遥远。一个小时后，他好不容易进了大厅，但来来往往的人还是将他淹没。他忽然心生疑问，为什么生病来医院的人总是那么多？他观察了一下旁人，总结出如下两点。

（1）医院中有一半的人是病人的家属或者朋友，人生来就不是独居动物，当自己的亲人或者朋友生病时，我们会选择陪伴他们一起去医院。一来路上可以解闷，缓解患者的精神压力；二来是可以表达自己对别人的关心。

（2）因为现在的人比起以前更关注身体健康了，无论大病小病都想来医院看看。毕竟随着人们生活水平提高，人们的追求越来越高了，每个人都希望自己有一个健康的身体，所以一旦身体有点风吹草动，便会来医院诊断，并用最佳的办法治疗。

5. 经常生小病的人，不容易得大病

很多人都应该听过这一种说法，平时有一些小病小痛的人，比起那些平时没有毛病的人来说不易得大病，这也就是人们常说的："小病不断，大病不来。"但这一说法究竟对不对呢？

平时越是容易生病的人，得大病的概率应该更高才对，那为什么这句话会在民间流传至今？仔细想想，其中应该是有一定道理的。若我们仔细想想这句话，会发现这句话讲的是两种人，一种是经常生病的人，另一种是平时看起来很健康的人。

第一种人自身的抵抗力较差，属于那种易感人群。无论在换季，抑或在流感患者身边待一会儿，他都会很快地染上流感，但是过几天，经过简单的调理，他很快就会恢复健康了。

俗话说久病成良医，每当 H 感到身体不适时，他总是及时地想办法解决。身体哪方面不舒服，他就会吃相应的药，当药物不管用时，他就会选择去最近的医院看医生。他还坚持每年体检一回，所以直到现在，他都没有得什么大病。

第二种就像蔡桓公一样。众所周知，扁鹊是春秋时期医学界第一人，他最擅长通过望诊察色来诊断病情。某一天，他路过齐国的时候，恰巧遇到了齐国国君蔡桓公，不过只一眼，他便看出蔡桓公气色不是很好，便断

定他生病了。于是扁鹊直言不讳地告诉他："你有病在肤表，及早医治才是。"蔡桓公听了，不屑地摇摇头，不予理会。

扁鹊见他完全不在乎，便独自离开了。这时候，蔡桓公对左右说："所有医生都追求利益，他们自己没本事，就把没有病的人当有病来治。"过了几天，扁鹊又见到蔡桓公，观察过后，告诉他："你的病已到血脉，不治就加重。"齐桓侯听了非常不高兴，又一次不予重视。

又过了几天，二人又相见了，一番查看过后，扁鹊严肃地对蔡桓公说："你的病已入肺腑，再不治，怕是命不久矣。"这次蔡桓公听了以后很生气，更加不理会他。等扁鹊第四次见到他时，远远瞥了一眼后，就走开了。

蔡桓公当时感到很奇怪，为什么这次扁鹊没有理会自己，于是他派手下暗中打听，扁鹊说："病在肤表，用汤煲即可以治愈；病入血脉，用针灸可以治好；病入肺腑，用酒剂也可医好；但现在，他已经病入膏肓，已经没法医治了，我只能选择走开。"

果然不久以后，蔡桓公病重，他派人来请扁鹊，但扁鹊已经离开齐国了，他因为延误了治病时机，不久就死了。

从以上两种人中，我们可以看出，"经常生小病的人，不容易得大病"的说法是有一定依据的。经常生小病的人，一般都很重视自己身体状况的微妙变化，一旦发现问题就去就医，而那些强壮的人往往会忽略自己身体的轻微不适，从而导致了更为严重的病情。

6. 在猝死前，身体一般看起来都很正常

生命是非常宝贵的，每个人只有一次，正如那句话说的："人世间，除了生死，其他都是小事。"

或许正值青春期的人会认为：死亡，那是多么遥远的事啊。但是殊不知，我们的生命就犹如一盏灯火，它既珍贵，又孱弱。猝死，可能会发生在某一秒，可能发生在身边人甚至是自己身上。也许上一秒还生龙活虎，下一秒就与世长辞了。这世上充满了未知，充满了意外，谁都不可能知道

下一秒会发生什么。所以我们能做的只有珍惜活着的每一秒。

G 是一位患有高血压性心脏病的病人，同时他还有一个身份：世界杯铁杆球迷。这不最近世界杯又开赛了，G 宅在家里一个人观看自己喜欢的球赛至深夜。

听着解说员激情的解说，他跟普通人一样，期待着自己喜爱的球员进球。场地上双方球员在激烈地竞争，墙上钟表的指针则一圈一圈地走着。上半场结束，这时他肚子咕噜咕噜叫了起来，他心想，正好球赛中止，自己可以去找点吃的，于是他起身打开冰箱找了一点蛋糕和啤酒，等他放下这些东西时，下半场正好开赛。这次不一样了，下半场踢得异常激烈，好几次他喜爱的球员都差点进球，终于在临近比赛结束时，那名球员临空一脚射门成功。"进啦，进啦！终于……" G 兴奋地喊着，高兴之余，随之而来的便是快速的死亡……

的确，猝死在发生之前没有一点征兆，就像 G 一样，一句话还未说完，迎来的便是谁都不愿面对的事情。生命以秒计时，我们不该为了一时的享乐，去冒犯自己的身体，因为生命只有一次，于谁都是公平的。

与此同时，我们是不是该反思一下自己，平时究竟有没有好好对待自己的身体？

在现实生活中，我们要养成良好的习惯，按时吃三餐，早睡早起，坚持锻炼，让自己的身体保持健康的状态；同时，我们也要学会自我舒缓，保持乐观向上的精神；最后，我们不能给自己太多的精神压力，并且少抽烟，少喝酒，少熬夜，不要过度工作，等等。

总之，我们应该时刻保持良好的生活习惯。请记住：下一秒死神来临时，是不会和你打招呼的。

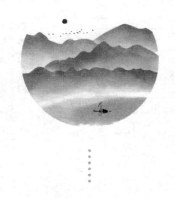

第二十二章

生 活 ： 只 要 你 愿 意 ， 总 有 一 件 事 可 以 逗 笑 你

> 明天真的不一定会比今天好，愁眉苦脸是一天，开心大笑也是一天，那么为什么不开心点呢？只要你愿意，每天都会有事情可以逗笑你。

1. 如果你不开心，那么可以等一会儿再笑

某日，与朋友一起喝茶，推杯换盏间，谈到了"茶"这个字，朋友说："茶者，即人在草木间，人生翻一世，草木过一秋，若当下难过，过一会儿再笑，不失为人生真谛。"我不禁感慨，人生短暂，悲欢离合、酸甜苦辣，确属不易，如此看来，及时行乐尤为重要。

透过一壶茶，我突然开始明白为什么那么多人在难受的时候选择出去走走。也许恰恰是因为走出去后，换了一个环境，换了一群陌生的面孔，把注意力分散了，心中的纠结才能减少，甚至消失，所有想不开的都在途中释怀了，放不下的也放下了，整个人置身在了一个轻松的状态中。

以前总是想着自己有很重要的事要做，现在看来，或许那些本没有过

去想的那样重要。换一个角度，换一种心情，换一种理解方式，就可以看到不一样的自己。当我们终于可以挣脱三点一线的束缚后，才会知道，原来有太多无谓的执着和所谓的坚持，其实是跟自己过不去。人生最大的幸福是心灵上的海阔天空，人要开心，首先就要打开自己的心，放弃执念，一切顺其自然才是正解。

有人说："天地为炉，冥冥众生，谁不在苦苦煎熬？"对此，我不敢苟同，苦难只是我们生活的一部分，就像西游记四人组，历经九九八十一难，方才取得真经。其实我们的快乐就相当于这真经，而生活就像这一条取经路，有时身处顺境，有时身处逆境。为一件小事而久久苦恼，其实大可不必，生活中还有很多有趣的事情等着我们，只有笑着去迎接，才会拥有一个多彩的人生。

有这样一个故事，在白云生处有一间寺庙，地处险势，下山之路犹为难走。有一天早晨，伴着蒙蒙细雨，四周雾霭也慢慢浓重起来，老和尚看到小和尚对着门口苦恼，便上前询问，原来，因为起雾的原因，小和尚不能下山挑水了。老和尚听了，笑着说："不要着急，守得云开见日出。"不一会儿，雨停了，太阳也慢慢升起来了，浓雾通通消散，小和尚见此情景，笑容又重归脸上。

我常常在想，如果人人都能有老和尚那样的心境，如果能克制自己的坏脾气，如果能够对爱的人多一些尊重和爱护，如果能坦然对待自己的工作……是不是可以增加许多快乐？

随着日子的流逝，我们应该都会明白一个道理，很多情绪都是自己强加的，自己暗示自己。走不出内心，就永远走不到快乐的所在地。漫漫人生路，我们需要经历多少苦难才能彻悟？但无论迟还是早，我们都得把过去这一页翻过去，把不开心都翻走，把幸福快乐留给下一页就好。

不要让负面情绪占主导位置，要相信，所有苦难只是引子，快乐一定会紧随其后。所以你可以给苦难一点时间，但下一秒一定要以微笑拥抱世界。世界就像一面镜子，只有你笑，它才会笑。

2. 幸福递减定律：知足的人，才能有更多快乐

人生百年，不如意之事十之八九，世间美好的事物也不见得十全十美。在这短暂的光阴中，无法做到事事都好，我们与其苦苦追求完美，不如调整一下心态，去找寻知足的幸福。

有一位著名的心理学家曾说："如果用苹果来比喻人生，一种苹果大而酸，一种苹果小而甜，有一些人拿了大苹果，会抱怨它酸；而另一些人拿了甜的，又会抱怨它小。在我看来，当我拿到小苹果，会庆幸它是甜的，而拿到酸的时，会感谢它是大的。"

仔细想想，其实生活就是这样，"房舍千间，夜眠不过七尺床榻；百味佳肴，日食不过三餐罢了"。当我们懂得了知足，幸福也许就近在眼前了。

有人说幸福就等于知足。面对生活，懂得知足，才会幸福，反而言之，因为幸福，所以知足，二者相互支撑，相互转化。据此，哲学家们提出一个原理——幸福递减定律，简单来讲，就是幸福与知足成正向关系。越知足，越幸福；反之，越不知足，则越不幸福。

K 原本是一名普通职员，因为整天面对堆积如山的资料，感到自己生活不该如此，于是选择了创业。

他与朋友简单商量过后，便筹资开了一家属于自己的公司。开业前期，因为计划周密，所以业绩蒸蒸日上，利润越来越多，于是他开始扩张，收购了旁边的小公司，招聘更多的人来为自己赚更多的钱。不到一年的时间，他已经成为附近最大的公司，旗下产业也开始遍及全市。

好景不长，市场迎来了金融风暴，许多小企业都暂避锋芒，K 的公司也开始出现亏损。不过此刻他正想将公司的业务正式推向全国市场，此时的 K 非常苦恼，朋友劝他应该懂得知足，此时的公司并不适合在全国竞争。但他不满足，觉得自己的幸福就是把公司做到全省、全国，乃至全世界。朋友见执拗不过，只好硬着头皮陪他上了。不久，在金融海啸的影响下，K 公司亏损得越来越严重，他所谓的"幸福"也随即离他远去。最

后，K公司终于迎来了破产，他的幸福美梦终于破灭。

人总是执着于更大、更好，却不知人外有人，山外有山。如果总是不懂得满足，最终的结果只会像K一样，失去自我，失去幸福。但你有没有想过，这究竟是为什么呢？为什么人总是不懂得满足？

在我看来，原因或许有三个。

（1）人人都有贪欲。这是人的本性，人的欲望是无止境的，然而欲望是把双刃剑，用不好的话，原本幸福的生活也会毁于一旦。

（2）这世间充满了诱惑。我们身处五彩斑斓的世界，总有一些美好的人和事物是吸引我们的，俗话说：爱美之心，人皆有之。也正是因为这样，我们才会被诱惑。

（3）有些人只看到眼前。人的眼光有长有短，那些只顾眼前利益的人，最终会因为不满足而失去一切。

人生在世，幸福随时可见，随手就能得到，幸福可能是久饥人的一顿饱饭，可能是环卫工人的一瓶水……有的人活得快乐，是因为他们知道幸福来自满足；而有的人永不知足，那么他迎来的只有一天一天减少的幸福。

3. 酸葡萄效应：千万不要只盯着你没有的

有这样一则寓言故事，牛说倘若让我再活一次，我会做一头猪，饿了张嘴就吃，困了倒地就睡。猪却说如果换我做牛，尽管工作累点，但名声大好，惹人爱怜。

这是一个很特别的现象——风景在别处。其实人也一样，我们总是羡慕别人的生活，羡慕别人的好工作，羡慕别人的新房，羡慕别人的新车等，我们却往往会忽略一点，我们自己也是别人羡慕的对象。

一个有智慧的人往往看到的是自己拥有的东西，而愚昧的人常常关注自己从未得到的事物。我们对自己没有的或得不到的总是寄予一种别样的情感，于是开始盲目地追逐别人的幸福，殊不知，当你羡慕别人时，也恰恰正在丢掉自己的幸福。

于是，有人据此现象，提出一个很有意思的见解，也就是酸葡萄效应。它指的是当一个人真正的需求未满足而产生一种挫败感时，为了可以过得心安理得一点，于是开始编造一些理由来"安慰"自己，希望可以从失望中走出来，使自己可以更好地接受现实。

现实生活中，我们常常会陷入这种状态。T大学刚毕业，在茫茫社会中，他准备给自己找一份安稳的工作，于是他把目标定在了某家大型企业。

在一番精心准备下，他满怀信心地去应聘，到了公司，他见到面试官不慌不忙，自认为很完美地回答了所有问题，可惜事与愿违，他没能进入那家公司。失望之余，他踏出公司，挤上了回家的公交，沿途中，他看到了一家中小型企业正在招人，于是抱着试一试的态度，就去面试了。天公作美，他竟然被这家公司录用了。

他想："那家大型企业也没什么好的，竞争太过激烈，说不定老板不会把我放在眼里，如果不拼命加班，就跟不上团队的步伐。而在这种小型企业，我稍微努力一下，就可以脱颖而出，到时候，老板器重我，同事喜欢我，也是不错的选择。"

其实，所有问题都可以归于一点，就是不是我们拥有的太少，而是我们发现的太少。大多数人喜欢吃着碗里的，看着锅里的，这是一种不正确的观念。生活中，我们有自己的蓝天，有自己的土地，更有自己的快乐，何必去仰望别人？自己亦是一道美丽的风景线。

话说回来，每个人都会遇到酸葡萄效应，那么当这种感觉来临之时，我们应该怎样应对呢？

我想大家不妨适度地安慰自己。因为每个人都有遇到挫折的时候，都有无法得到满足的时候，既然无法改变现状，不如改变一下心态，学会用自己拥有的来缓解内心的不安，最后你会发现，其实葡萄酸不酸已经不重要了，重要的是自己已经拥有一个良好的心态。

4. 愤怒就像洪水，及时宣泄才不会崩溃

如果把人的心理防线比作堤坝，那么愤怒的情绪就像洪水一样。我们能够承受的心理压力是有一定范围的，当这个范围被突破后，心理上就会出现一定问题，同时我们的身体健康也会受到威胁。如果我们能在适当的时机，打开自己心里的阀门，像开渠泄洪一样，把所有的愤怒都发泄出去，这样就可以有效地缓解心理压力，恢复心理平衡了。

简单来说，这是一种宣泄解脱法，对很多人来说，这种方法容易接受，而且效果显著。其实，发泄愤怒的方法有很多，有的人喜欢找一块空旷的地方，大声吼出自己的不满；有的人则喜欢找出纸和笔，埋头写下自己的愤懑；还有一些人喜欢用砸东西、攻击别人来发泄自己的怒气。前两者我们还可以接受，但是第三种人，他们虽然把自己的不愉快都撒了出去，但是那只是暂时的，事后带来的危害可以说足够他们头疼的了。因此，在运用这个方法时，我们一定要根据实际情况，选好合适的地点，采用恰当的方式，控制好发泄的程度，这样才能达到预期的效果。

A 是某公司的一名老员工，平时喜欢运动，做事干净利落，深受老板喜欢，却十分被同事嫉妒。

有一天，老板派他去和另一个公司谈一笔大生意，并以命令的口吻告诉他一定要拿下，但他知道，这个公司是块难啃的骨头，他们曾与多家公司谈判，最后的结果都是不欢而散。但"君令"难违，带着老板满满的希望和自己内心的不安，他来到了谈判的地方，简单寒暄过后，双方开始正式交谈。

时间不知不觉过去了，A 和对方的谈判出现裂痕，随后裂痕不断扩大，最后双方还是没能达成一致。A 失望而归，于是整个公司都知道了这件事，老板的责骂，还有同事的讥笑，再加自己的不满，三重愤怒下，A 终于控制不住自己的情绪。他来到了熟悉的棒球场，扬起球拍，每打出一个球，就喊出一句心中的不满，如此反复，直到自己筋疲力尽后才罢手，最后他

成功将怒火完全发泄了出来。

生而为人，七情六欲是我们所特有的，这七情中就包括怒这一项。所以说我们有脾气是很正常的，但是有脾气切忌随便发，而且只有找到合适的方法发泄，我们才不至于崩溃，才能在这个世界更好地生存下去。

但如何泄愤才是正确的呢？上面我们简单介绍过两种方法，另外我们也可以像 A 一样，用运动来解决问题，这样既不打扰别人，也及时安抚了自己，何乐而不为呢？

5. 走出消极情绪，才能收获幸福生活

英国作家杰克逊说："幸福是勇气的一种方式。"美国前总统罗斯福说："幸福不在于金钱，而在于获得成就的喜悦以及产生创造力的激情。"而中国作家汪国真则说："要输就输给追求，要嫁就嫁给幸福。"

如此看来，在不同的时代，每个人对幸福的定义是不同的，追求也是不同的。总而言之，我们时刻在寻找自己的幸福，因为我们都喜欢幸福，都渴望享受幸福，但这并不代表人人都能得到幸福，这是为什么呢？

原来这一切都是消极情绪搞的鬼。何为消极情绪呢？就是在某种具体行为中，由于一些原因产生的不利于你工作或正常思考的情感，它包括忧愁、悲伤、愤怒、恐惧等。这些情感在我们的生活中有意无意地误导着我们。

在生活节奏飞快的今天，消极情绪总会不可避免地产生，那时我们应该静下心来，聆听自己的心声，搞清楚自己内心真正想要什么，最后才能走出困境，收获幸福。

D 是一个刚入职的大学生，他崇尚自由，喜欢无拘无束的感觉。但最近有一段时间，他工作非常累，经常要加班。

某个周五，老板对他说："你再来加一天班吧，因为我现在急着写一些东西。"这个时候，他心中的不满就慢慢溢了出来，他不想加班，可是又没有办法。无奈之下，他只好老老实实坐下，把老板拿来的一沓资料挨个做

了记录。

下班后，已经是晚上了，他的内心就和这天色一样阴暗，他想放弃不干，他想就此放手，但一阵冷风吹来，吹醒了他，他忽然决定给自己放几天假，去寻找自己的诗和远方。于是第二天他和老板请了几天假，踏上了旅途，一路上，他看到了许多，也感悟了许多，而后他终于走出了低沉的情绪，回到了岗位，继续开始追求自己的幸福生活。

D 的遭遇可能是现在所有上班族都经历过的，但他只代表一种。现实生活中，负面情绪各种各样，也因人而异，而产生的原因大致可以分为以下几点。

（1）缺乏目标。这个世界没有贫穷的人，只有没有梦想的人，如果生活目标不明确，不知道生存的意义何在，我们也就自然而然地表现出消极情绪。

（2）埋怨和责怪。当我们失败时，总喜欢找各种理由推卸责任，这其实都是我们内心的想象与现实不一致造成的。

（3）夸大问题。大多时候，事情其实并没有我们想的那么糟糕，而我们却以一种不理性的眼光夸大了一件事。

发现问题并不可怕，可怕的是你任由问题继续下去。遇事我们总要解决，面对消极情绪，我们应该用适当的方式将问题的影响降到最低。

（1）我们应该摆正心态，遇事不乱，乐观一点，要多想好的一方面，不做消极负面的猜想。

（2）我们可以适当地做一些体育锻炼，转移一下注意力。此外，我们还可以找朋友诉说等。

总而言之，负面情绪和幸福相依相伴，但负面情绪会像慢性毒药一般腐蚀着幸福，如果我们的身体不及时排出它，最终伤害的只有自己。让我们一起走出消极情绪，收获幸福人生。

6. 只要心存希望，就一切皆有可能

漫漫人生路，坎坎坷坷在所难免，在遇到困难的时候，有人会走投无路，直到山穷水尽。而有的人却可以绝处逢生，看到柳暗花明之境，究其根本，原来是后者拥有一种叫"希望"的力量。

什么是希望？人们将它定义为心中的幻想、盼望或者愿望。所谓希望，其实就是一种指引你忘却恐惧的力量，希望意味着一定程度上的不屈不挠，也就是说当一个人怀有希望时，他就会相信一些积极的事情能够发生。

著名运动员李宁说过："一切皆有可能。"没错，在一切事物还没结果时，我们任何一个人都不能妄下定论，就算有些事情有了结果，但还有回旋的余地，我们也应该心存希望，为之努力，不是吗？

N 是一名退休工人，如今已到花甲之年，但身体倒是硬朗。年轻的时候，她非常喜欢模特，无论家中海报还是手头的书籍，都是与模特有关的，但心中所想往往与现实有冲突，由于当时家庭还有社会的因素，她只能选择当一名工人，甚是遗憾。

如今可好，自己退休了，时间全都空出来了，也没人阻拦，但在她面前却隔着一道无形的墙，那就是她的年龄。在模特界，"老模"少之又少，毕竟年轻人才喜欢打扮自己，商家为了自己的利益，一般情况下不会雇用"老模"。但 N 没有退缩，她执着地相信，只要自己拥有希望，就一定可以成功。她开始装扮自己，学习模特步，在此期间，她还去应聘几家模特公司的职位，但无一例外，都吃了闭门羹。

但只要一个人坚持了，就可能成功。在两个月后，凭借着自己标准的步伐和精心的装扮，她终于成功被一家模特公司录用，从此踏进了模特界，实现了自己的梦想。

难吗？也不难。容易吗？也不容易。其实一切不是没有可能，是我们找了一万种不可能的理由来推脱，却没有找一个成功的理由。你有梦吗？如果有，请为自己的梦想努力吧，山不转水转，水不转人转，人不转云转，

要像 N 一样，不要对自己的未来失去希望，多为自己找几个成功的理由吧。有希望的人才是最美的人、最幸福的人、最富有的人。

风雨之后，彩虹依旧。一个人，不管陷入什么境地，不管处于怎样的劣势，心中都应该存有一份希望。要知道，人一旦没有了希望，就像泄了气的皮球，再也不会跳起来了。而当我们相信还有可能，并为之努力时，我们的人生才不会单调，未来才会大放异彩。

朋友，请相信，这世上还有一个词叫"奇迹"。只要心怀希望，你的故事将如滔滔江水，永不停歇。

7. 其实，你真的可以每天都把自己"逗笑"

人活在这个世上，每天都要面对一些繁杂的事务，终日辗转在各种人际关系间，这样难免会产生烦恼，但忧愁和开心实际上却取自你内心。一天时光的长短是固定的，开心也是过，不开心也是过，纵然有万般的不顺利，你还是可以把自己逗笑的，而当你笑着撑过去时，也就是你吹响胜利的口号之时。

古人曰："笑一笑，十年少。"科学研究表明，一个人皱眉的时候，要牵动 20 块肌肉，而笑一笑只需要牵动 13 块。由此可见，微笑可以帮助我们延缓衰老，还可以带来愉悦的心情。

我们活在一个充满压力的时代，每天都面临着成堆的烦恼。于是，笑便成了我们生活中必备的调节剂。但在校园里，孩子们苦恼着自己的成绩；办公室，职员们担忧着自己的业绩；商店中，商人们担心着商品的销量……

其实这一切都是没必要的，我们每天都应该给自己一份快乐的心情，坦然面对生活中的一切。校园的孩子们，可以和同学们快乐地玩耍；办公室的职员们，可以和同事开心打拼；商店的商人，可以和陌生人愉快地攀谈……

生活本该如此，不为昨天而叹息，也不为明天而担忧，只为今天可以愉快地度过，这才是我们每天都应该实现的目标。生命是有限的，可快乐是无限的，光阴是宝贵的，可微笑却是无价的。只要你想，其实你每天都可以把自己逗笑。

Y是一名刚毕业的医科大学的大学生，主修的是精神科。当时进校的时候，学校承诺毕业包分配，如今已到毕业季，Y信心满满的以为可以被分配到某家大医院实习，但事与愿违，Y千算万算没有想到，自己被调配到了一家精神病院。

接下来的几天，Y是在十分苦恼的情绪中度过的。他心想，现在找工作那么难，不服从调配好像也没地方去。于是他硬着头皮来到这家精神病院。初来乍到，他就看到了一群精神病人在一边"玩耍"，心中便产生抗拒，但现实的力量还是慢慢将他压倒了。

最初的彷徨在后来的愉快中消除了。有一天，正在苦恼的Y看到窗外有一位老太太，她穿着黑色的衣服，拿着黑色的伞，在屋檐下蹲着。Y心想，该是自己做本职工作的时候了，于是他上前询问，可是老太太压根不搭理他。Y转念一想，要想医治她，必须从了解她开始，于是Y也回去换了一身黑衣服，打了把黑伞，陪着老太太一起蹲着。一天的时光很快过去了，傍晚时分，老太太终于开口了："请问，你也是香菇吗?"Y听了以后，禁不住哈哈大笑。

其实，快乐就是如此简单，生命中的每一天都应该充满欢声笑语，而微笑的秘诀也很简单，就是不要计较得失。你可以每天看一些喜剧电影或者书籍，也可以多交几个幽默的朋友，经常谈心说事，但是无论如何，你都应该笑着生活，而不是和其他负面情绪纠缠不清。

读书札记

读书札记